全国高等院校医学实验教学规划教材

儿科护理学实验指导

主　编　廖少玲　高永芳
副主编　李红赞　吴学东
编　委　（按姓氏笔画排序）
李红赞（广东医学院）
吴学东（南方医科大学）
张　静（四川大学华西妇女儿童医院）
高永芳（广东医学院）
晏　玲（第三军医大学）
黄娟娟（广东医学院）
廖少玲（广东医学院）

科学出版社
北　京

· 版权所有　侵权必究 ·
举报电话:010-64030229;010-64034315;13501151303(打假办)

内 容 简 介

本教材共分三篇、十八章。分别介绍了儿科护理基础知识及儿科护理技术操作、新生儿及新生儿疾病的护理以及小儿疾病的护理等。本书涵盖了儿科护理临床实践中常见的各种疾病的护理操作,为了使本书内容更加贴近临床工作实践,我们还在附录中增加了 GESELL 量表,以供读者学习、工作所需。

图书在版编目(CIP)数据

儿科护理学实验指导 / 廖少玲,高永芳主编. —北京:科学出版社,2011.3
全国高等院校医学实验教学规划教材
ISBN 978-7-03-030314-1

Ⅰ. 儿…　Ⅱ. ①廖…　②高…　Ⅲ. 儿科学:护理学-医学院校-教学参考资料　Ⅳ. R473-72

中国版本图书馆 CIP 数据核字(2011)第 024085 号

责任编辑:周万灏 / 责任校对:赵桂芬
责任印制:徐晓晨 / 封面设计:范璧合

版权所有,违者必究。未经本社许可,数字图书馆不得使用

科 学 出 版 社出版
北京东黄城根北街 16 号
邮政编码: 100717
http://www.sciencep.com

北京虎彩文化传播有限公司印刷
科学出版社发行　各地新华书店经销
*
2011 年 3 月第　一　版　　开本:787×1092　1/16
2018 年 7 月第二次印刷　　印张:9 1/4
字数:210 000

定价: 35.00 元

(如有印装质量问题,我社负责调换)

《全国高等院校医学实验教学规划教材》编写指导委员会

主　任　丁元林
副主任　施建明
委　员　刘　仿　唐湘涓　吴　斌　李果明　黄培春
苏汝好　唐焕文　贾振斌　庄海旗
总策划　刘　仿
秘　书　徐美奕　林华胜　余海波

总　序

随着21世纪经济与社会的发展,科学技术既向纵深发展、不断分化,又互相渗透、不断融合;同时,新兴学科与边缘学科的兴起、新技术的应用、信息量的剧增,对医学的发展产生了重大而深远的影响,这些必将促进医学教育的全面改革。实验教学作为高等教育的重要组成部分,是学生实践能力和创新能力培养的重要途径,其重要性已受到越来越广泛的关注。

目前,传统实验教学模式仍占主导地位,存在不少弊端和不足:以学科为基础构建的课程体系,忽略了生命科学的整体性、系统性;学科体系繁多,相互孤立,学科间联系不够;实验室分散,功能单一,设备重复购置,资源浪费,效率低下,调配困难;实验教学内容陈旧,手段落后,方式老化,实验内容以验证理论为主,缺少现代医学实验内容;医学生学习的积极性、主动性不强。这些明显滞后于现代医学的发展,影响教学质量,不利于大学生创新意识和实践能力的培养,难以培养出高素质、创新型的医学人才。如何改革传统的实验教学模式,培养具有创新精神、知识面广、动手能力强的新型医学人才,已成为当务之急。教育部、卫生部《关于加强医学教育工作,提高医学教育质量的若干意见》(教高〔2009〕4号)明确提出"高等学校要积极创新医学实践教学体系,加强实践能力培养平台的建设。积极推进实验内容和实验模式的改革,提高学生分析问题和解决问题的能力",进一步明确了医学实验教学的重要性和改革的必要性。根据教育部精神,要对传统医学实验教学模式进行改革,最大限度地整合有限资源,优化重组教学实验室,依托相关学科优势,与学科建设相结合,构建开放共享的实验教学中心,力求突出和贯彻执行教育部提出的"三基"、"五性"和注重实用性的要求,以培养学生的探索精神、科学思维、实践能力和创新能力。构建新型的医学实验教学体系,要求我们从根本上改变实验教学依附于理论教学的观念,理论教学与实验教学要统筹协调,既有机结合又相对独立,建立起以能力培养为主线,分层次、多模块、相互衔接的实验教学体系。

以教学内容和课程体系改革为核心、培养高素质、创新型人才为目标,科学整合实验教学内容,打破既往学科框架,按新构建的科学体系,编写适合创新性实验教学体系的配套实验教材已显非常迫切。在科学出版社的大力支持下,《全国高等院校医学实验教学规划教材》编委会以广东医学院为主体,协同重庆医科大学、中山大学等全国33所高等医药院校相关专业的167名专家、教授共同编写了这套实验教学系列教材。全系列教材共26本,分别是《医学物理学实验》、《医用基础化学实验》、《医用有机化学实验》、《系统解剖学实验》、《医学机能学实验教程》、《病原生物学与医学免疫学实验》、《生物化学与分子生物学实验指导》、《病理学实习指南》、《计算机应用基础上机与学习指导》、《预防医学实习指导》、《卫生统计学实习指导》、《流行病学实习指导》、《临床营养学实习指导》、《营养与食品卫生学实习指导》、《毒理学基础实习指导》、《环境卫生与职业卫生学实习指导》、《健康评估实验指导》、《护理学基础实验指导》、《内科护理学实验指导》、《外科护理学实验指导》、《妇产科护理学实验指导》、《儿科护理学实验指导》、《药理学实验教程》、《药学实验指导》、《临床免疫学检验实验》、《核医学实验教程》。

本系列实验教学规划教材是按照教育部国家级实验教学示范中心的要求组织策划，根据专业培养要求，结合专家们多年实验教学经验，并在调研当前高校医药实验室建设的实际情况基础上编写而成，充分体现了各学科优势和专业特色，突出创新性。同时借鉴国外同类实验教材的编写模式，力求做到体系创新、理念创新。全套教材贯彻了先进的教育理念和教学指导思想，把握了各学科的总体框架和发展趋势，坚持了理论与实验结合、基础与临床结合、经典与现代结合、教学与科研结合，注重对学生探索精神、科学思维、实践能力的培养，我们深信这套教材必将成为精品。

本系列实验规划教材编写对象以本科、专科临床医学专业为主，兼顾预防、基础、口腔、麻醉、影像、药学、中药学、检验、护理、法医、心理、生物医学工程、卫生管理、医学信息等专业需求，涵盖全部医学生的医学实验教学。各层次学生可按照本专业培养特点和要求，通过对不同板块的必选实验项目和自选实验项目相结合修选实验课程学分。

由于医学实验教学模式尚存在地区和校际间的差异，加上我们的认识深度和编写水平有限，本系列教材在编写过程中难免存在偏颇之处，敬请广大医学教育专家谅解，欢迎同行们提出宝贵意见。

《全国高等院校医学实验教学规划教材》编写指导委员会

2010 年 6 月

前　言

为了适应我国护理学教育改革的需要,加强学生实践能力和创新能力的培养,加快护理专业实用型人才培养的步伐,我们组织编写了《儿科护理学实验指导》一书。

儿科护理学是一门研究小儿生长发育规律及其影响因素、儿童保健、疾病防治及护理的科学。本教材以培养学生实践能力、创新能力和提高教学质量为宗旨,以护理本科生的培养目标为依据,根据"贴近学生、贴近社会、贴近岗位"的基本原则,结合临床儿科护理研究发展取得的新成果、新理论和新技术编写而成。为了保证教材的科学性、思想性,同时体现实用性、可读性和创新性,在编写过程中,根据儿科护理学的特点,按照整体护理的理念,以护理程序为框架,力求做到内容新颖、联系实践。编者结合临床经验,选取具有代表性的各系统典型疾病,以临床真实病例为线索,根据患者的相关症状准确评估分析患者存在的护理问题,并针对最主要的护理问题展开讨论,提出切实可行的护理措施,将理论知识充分应用到临床护理实践。

在编写体例上,本教材将护理程序与疾病护理很好地整合起来,以便学生能全面、系统地领会和掌握儿科护理学的基础理论、基本知识和基本技能,提高临床观察、分析、判断问题和解决问题的能力,以适应现代儿科护理的需要。

本教材虽经多次修改和审校,但由于编者水平有限,书中难免存在疏漏和不当之处,恳请各兄弟院校同仁批评、指正,以便再版时修订。

编　者

2011年1月

目　录

第三篇　小儿疾病的护理

第一篇　儿科护理基础知识及儿科护理技术操作

第一章　生长发育

第一节　生长发育规律及影响因素

【见习要求】

通过见习，加深对本节理论知识的理解，进一步掌握小儿生长发育的规律和影响因素。

【见习内容】

小儿生长发育规律及影响因素。

【见习方法】

播放录像和讨论。教师带领学生观看不同年龄阶段小儿生长发育情况的录像后，学生分组讨论小儿生长发育规律及影响因素；最后由教师点评。

一、生长发育规律

（一）生长发育的连续性和阶段性

从胎儿期开始到青春期结束，生长发育是在不断进行的，呈一连续的过程；但是不同年龄阶段生长发育的速度不同，呈阶段性。通常来说，年龄越小体格增长速度越快，出生后前半年增长最快，尤其是前3个月，后半年起增长逐渐减慢，至青春期增长又迅速加快。

（二）各系统器官发育的不平衡性

各系统的发育快慢不同、各有先后（图1-1）。例如，神经系统发育先快后慢；生殖系统发育先慢后快；淋巴系统发育青春期前发育速度快，之后迅速回缩；体格发育则有两个高峰期。

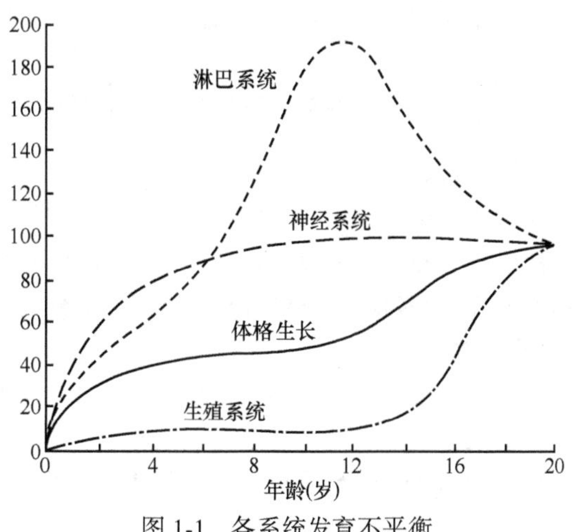

图1-1　各系统发育不平衡

（三）生长发育的顺序性

生长发育遵循由上到下、由近到远、由粗到细、由低级到高级、由简单到复杂的顺序。

（四）生长发育的个体差异性

生长发育虽按上述一般规律进行，但在一定范围内受遗传、环境的影响，存在着相当大的个体差异，每个个体的生长“轨道”不完全相同。

二、影响生长发育的因素

影响生长发育的因素很多,遗传因素和环境因素是两个最基本的因素,其中遗传是影响生长发育的重要原因。

(一) 遗传因素

1. 父母双方和种族、家庭遗传信息影响小儿生长发育的特征、潜力、趋向和限度 如皮肤和头发的颜色、面部特征、身材高矮、性成熟的早晚及对遗传病的易感性都与遗传有关。

2. 性别可使生长发育出现差异 女孩青春期比男孩约早2年开始,此期女孩体格生长剧增,身高、体重超过男孩;男孩青春期虽开始较迟,但持续时间比女孩长,故体格发育最后还是超过女孩。因此在评价小儿生长发育时应分别按男、女标准进行。

(二) 环境因素

1. 孕母状况 胎儿在宫内的发育受孕母各方面因素的影响,包括孕母的营养、生活环境、疾病、情绪等方面。例如,妊娠早期孕母感染风疹病毒易致胎儿先天畸形;孕母疾病可引起胎儿流产、早产或宫内发育迟缓等。

2. 营养 合理的营养是小儿生长发育的物质基础,是保证小儿健康成长极为重要的因素。营养因素对年龄越小的小儿影响越大,长期营养供给不足,首先影响体重增长,然后会影响身高的增长,最终导致机体的免疫、内分泌、神经体液调节等功能低下,严重影响小儿的智力、心理和社会适应能力的发展。摄入过多热量所致的肥胖也会对小儿生长发育造成严重的影响。

3. 生活环境 家庭经济、文化背景和社会环境对小儿的生长发育均有影响。良好的居住环境、卫生条件能促进小儿的生长发育,健康的生活方式、科学护理、正确的教养和适当的锻炼是保证小儿体格、心理发育达到最佳状态的重要因素。

4. 疾病和药物 疾病对小儿生长发育的影响十分明显。急性感染常使小儿体重减轻;长期慢性疾病则影响小儿体重和身高的增长;内分泌疾病常引起小儿骨骼生长和神经系统发育迟缓;先天性疾病如先天性心脏病可造成小儿生长迟缓。药物亦可影响生长发育,如长期服用糖皮质激素可使身高增长速度减慢。

【思考题】

简述小儿生长发育规律及影响因素。

第二节 小儿体格生长发育及评价

【见习要求】

通过临床见习,加深对本节理论知识的理解,掌握体格生长常用指标的临床意义,学会体重、身高、头围和胸围等测量方法,了解体格生长的评价方法,通过体格测量对不同年龄阶段小儿体格发育、营养状况做出评价。了解与体格生长有关的其他系统发育情况。

【见习内容】

1. 体格测量 包括体重、身高(长)、坐高(顶臀长)、头围、胸围、上臂围、皮下脂肪厚度。

2. 体格评价 包括营养状况、生长发育状况。

3. 小儿前囟、乳牙、脂肪和肌肉组织的观察

【见习方法】

临床见习。教师带领学生对 2~3 名小儿进行体格测量;学生对测量结果做出综合评价;最后由教师点评。

一、体格生长发育测量常用指标及测量方法

(一) 体重

体重为各器官、组织及体液的总重量。体重是反映小儿体格生长,尤其是营养状况的最易获得的重要指标,也是儿科给药计算剂量、输液量等的重要依据。

测量方法:以晨起空腹排尿后或进食后 2 小时秤量为佳。秤时应脱鞋,只穿内衣裤,衣服不能脱去时应减去衣服重量,以求准确测量值。测量前必须校正秤,称量时小儿不可接触其他物体或摇动。小婴儿用盘式杠杆秤测量(图 1-2),准确读数至 10g;1~3 岁的幼儿用坐式杠杆秤测量(图 1-3),准确读数至 50g;3 岁以后用站式杠杆秤测量(图 1-4),准确读数不超过 100g。

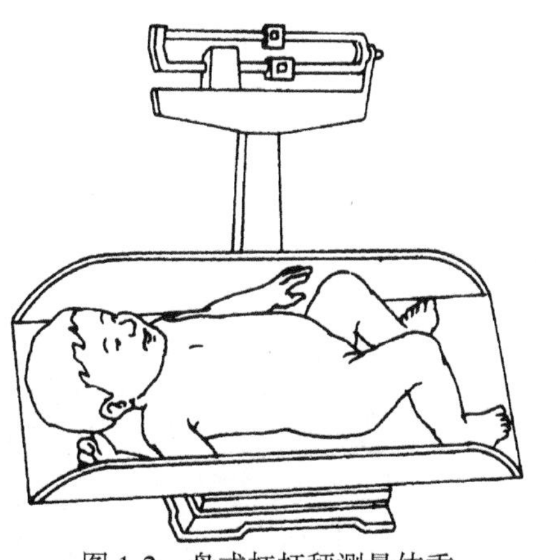

图 1-2　盘式杠杆秤测量体重

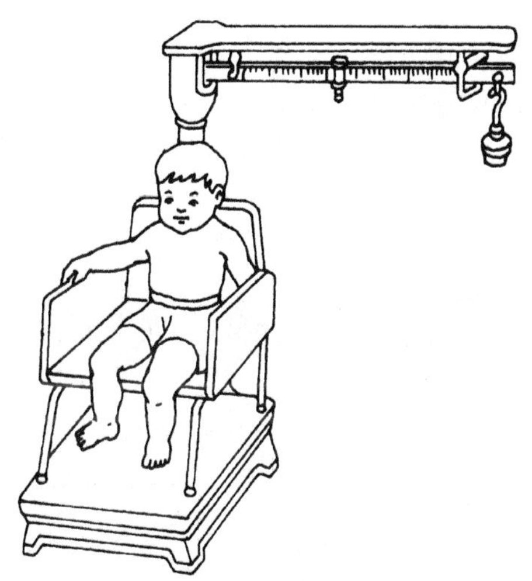

图 1-3　坐式杠杆秤测量体重

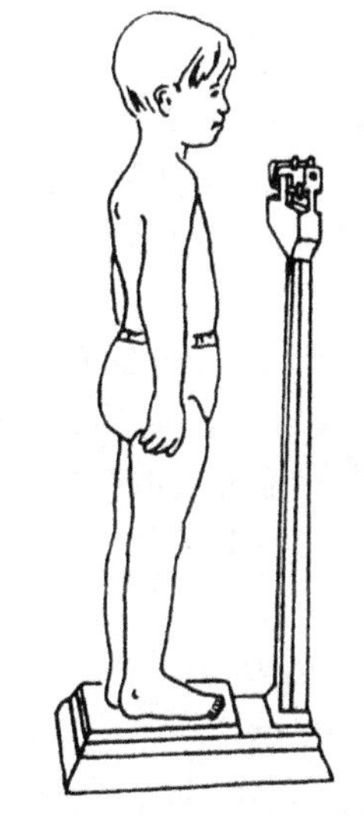

图 1-4　站式杠杆秤测量体重

小儿体重的估算公式:

(1) 1~6 个月:体重(kg)= 出生体重(kg)+月龄×0.7

(2) 7~12 个月:体重(kg)= 6+月龄×0.25

(3) 1~12 岁:体重(kg)= 年龄(岁)×2+8

体重估算公式可用于无条件测量体重时,计算小儿药量和液体量,一般不用于体格发育的评价。小儿体重增长为非等速的增长,进行评价时应以个体小儿体重增长的变化为依据,不可用“公式”计算来评价,也不宜以人群均数当做“标准”评价。

(二) 身高(长)

身高是指头部、脊柱与下肢长度的总和。3 岁以下小儿用量板卧位测量身长(图 1-5),3 岁

以上小儿可用身高计或将皮尺钉在平直的墙上立位测量身高(图 1-6)。

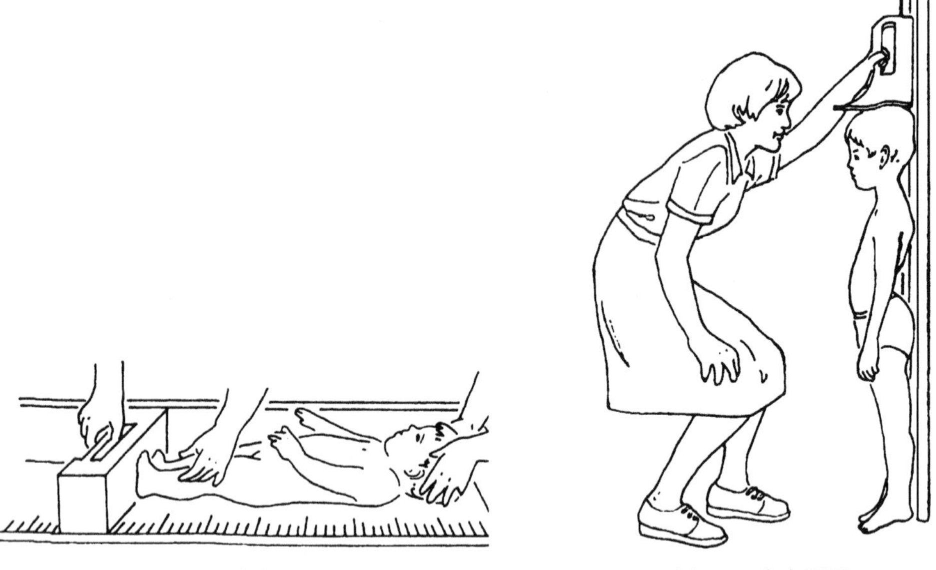

图 1-5　身长测量　　　　图 1-6　身高测量

测量方法:

1. 卧位测量身长　小儿脱去帽、鞋、袜及外衣,仰卧于量板中线上,使头、躯干及膝部平直固定;助手将小儿头扶正,使其头顶紧贴量板的固定端,测量者一手按住小儿双膝使双下肢伸直紧贴底板,一手移动量板活动端,使其紧贴足底,当量板两侧数字相等时读数,记录至小数点后一位数。

2. 立位测量身高　小儿脱鞋、帽,直立背部紧靠身高计的立柱或墙壁,两眼平视前方,挺胸抬头,腹微收,两臂自然下垂,手指并拢,足根靠拢,脚尖分开约 60°,使枕骨结节、二肩联线中点、臀部、足跟同时接触立柱或墙壁成一直线。测量者移动身高计头顶板与小儿头顶接触,板呈水平位时读立柱上的数字,记录至小数点后一位数。

身高的增长出现婴儿期和青春期两个增长高峰。新生儿出生时平均身长为 50cm,6 个月时达 65cm,1 周岁时达 75cm,2 周岁时达 85cm。

2~12 岁身高可按下列公式估算:身高(cm)= 年龄(岁)×7+70

(三) 坐高(顶臀长)

坐高指头顶至坐骨结节的长度,代表头颅与脊柱的生长。坐高占身高(长)的百分数反映身体的匀称性,出生时为 67%,随年龄增加而下降,6 岁时降至 55%。

测量方法:

1. 3 岁以下小儿测顶臀长(图 1-7)　测量时小儿卧于量板上,测量者一手握住小儿小腿使其膝关节屈曲,骶骨紧贴底板,大腿与底板呈 90°,一手移动足板紧压臀部,量板两侧刻度相等时读数,记录至小数点后一位数。

2. 3 岁以上小儿用坐高计测量坐高(图 1-8)　小儿坐于坐高计凳上,身躯先前倾使骶部紧靠量板,再挺身坐直,大腿靠拢紧贴凳面与躯干呈 90°,膝关节屈曲,使小腿与大腿呈 90°,两足平放于地面,测量者移下头板与头顶接触,记录读数至小数点后一位数。

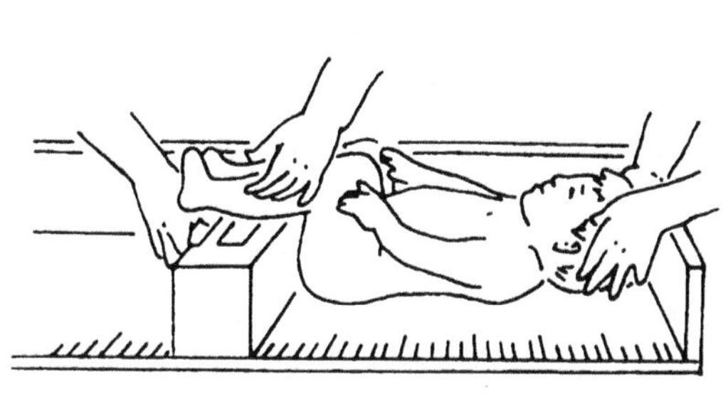
图 1-7　顶臀长测量

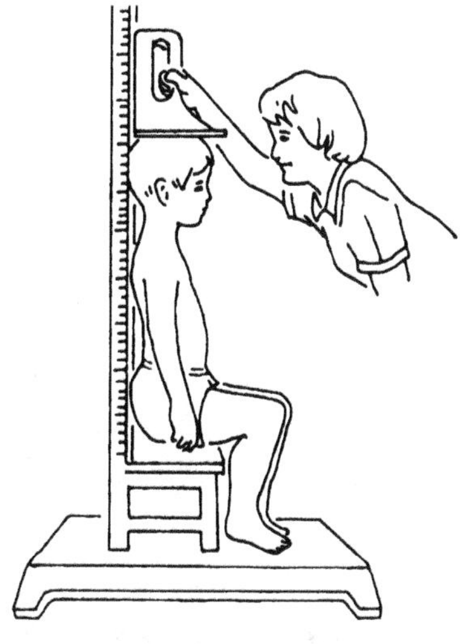
图 1-8　坐高测量

（四）头围

头围指经眉弓上方、枕后结节绕头一周的长度（图 1-9）。头围大小与脑和颅骨的发育密切相关。出生时头围平均为 34cm，6 个月 44cm，1 岁约 46cm，2 岁约 48cm，5 岁约 50cm，15 岁为 54～58cm。头围测量在 2 岁前临床意义最大。

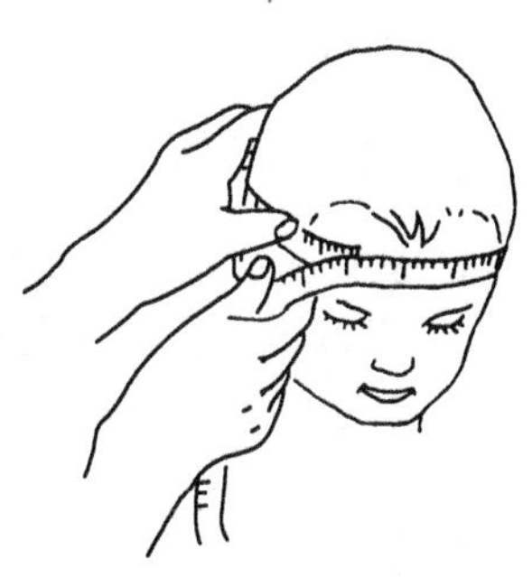
图 1-9　头围测量

测量方法：小儿取立位或坐位，测量者用左手拇指将软尺 0 点固定于小儿头部右侧眉弓上缘，左手中、食指固定软尺与枕骨粗隆，手掌稳定小儿头部，右手使软尺紧贴头皮绕枕骨结节最高点及左侧眉弓上缘回至 0 点，读数记录至小数点后一位数。

（五）胸围

胸围指沿乳头下缘水平绕胸一周的长度。胸围大小与肺、胸廓的发育密切相关。出生时胸围比头围小 1～2cm，一般约 32cm；1 岁时与头围相等，约 46cm；1 岁后胸围大于头围。

测量方法：小儿取卧位或立位测量（3 岁以下取卧位），两手自然平放或下垂，测量者一手将软尺 0 点固定于小儿一侧乳头下缘，一手将软尺紧贴皮肤，经背部两侧肩胛骨下缘回至 0 点，取平静呼吸时的中间读数，或吸、呼气时的平均数，读数记录至小数点后一位数。

（六）上臂围

上臂围指沿肩峰与尺骨鹰嘴连线中点的水平绕上臂一周的长度。代表上臂骨骼、肌肉、皮下脂肪和皮肤的发育水平，反映小儿营养状况。在无条件测量体重和身高的情况下，测量上臂围可以普查 1～5 岁小儿的营养状况：>13. 5cm 为营养良好，12. 5～13. 5cm 为营养中等，<12. 5cm 为营养不良。

测量方法：小儿取立位、坐位或仰卧位均可，上肢放松下垂或平放，在肱二头肌最突出处（即肩峰与尺骨鹰嘴联线中点）进行测量，软尺紧贴皮肤绕上臂一周，周径与肱骨呈直角，读数记录至小数点后一位数。

（七）皮下脂肪厚度

皮下脂肪厚度可反映小儿营养状况，常用测量部位为腹壁或背部皮下脂肪，以测量腹壁皮下脂肪为多。

测量方法：

1. 测量部位及皮褶方向 ①腹壁皮下脂肪：脐平线与锁骨中线交点处，皮褶方向与躯干长轴平行。②背部皮下脂肪：左肩胛骨下角下稍偏外侧处，皮褶方向自外下向内上，与脊柱呈45°。

2. 方法 测量者用左手拇指及食指在测量部位垂直捏起皮肤和皮下脂肪，捏时两指间距3cm，右手用皮褶卡钳测量其间的距离，正常厚度为1cm。

二、小儿体格生长发育的评价

（一）体格生长评价的常用方法

体格生长评价的常用方法包括：均值离差法；中位数、百分位数法；标准差的离差法；指数法；生长曲线评价法。

（二）体格生长评价的内容

1. 发育水平 将小儿某一年龄时的某一项体格生长指标测量值如体重、身高（长）、头围、胸围、上臂围等与参照人群值进行比较，即得到该小儿该项体格生长指标在此年龄的生长水平。通常以等级表示，但不能预示其生长趋势。

早产儿体格生长有一允许“落后”年龄范围。对早产儿进行发育水平评价时，应矫正胎龄至40周（足月）后再评价，身长至40月龄、体重至24月龄、头围至18月龄后不再校正。

2. 生长速度 定期连续测量小儿某项体格生长指标，如身高（长）、体重，将获得的该项指标在某一年龄阶段的增长值与参照人群值比较，即得到小儿该项指标的生长速度。这种动态纵向观察，可发现个体小儿自己的“生长轨道”，及时发现生长偏离，能预示其生长趋势。

3. 匀称程度 是对体格生长各项指标间关系的评价。以坐高（顶臀长）/身高（长）的实际测量比值与参照人群值比较，可评价其身材是否匀称；以身高（长）所得的体重与参照人群值比较可反映体型。

三、与体格生长有关的其他系统的发育

（一）骨骼的发育

1. 头颅骨的发育 颅骨随脑的发育而增长，可根据头围的大小、骨缝及前后囟门闭合迟早来评价颅骨的发育。颅骨缝出生时尚分离，出生后3~4个月时闭合。前囟是顶骨和额骨边缘形成的菱形间隙（图1-10），其对边中点连线长度在出生时为1.5~2.0cm，1~1.5岁时闭合。后囟为顶骨与枕骨边缘形成的三角形间隙，后囟出生时很小或已闭合，最迟在出生后6~8周闭合。前囟的检查在儿科非常重要，前囟早闭或过小见于小头畸形；前囟迟闭或过大见于佝偻病、先天性甲状腺功能减低症等；前囟饱满见于颅内压增高；前囟凹陷见于脱水或极度消瘦者。

2. 脊柱的发育 脊柱的增长反映脊椎骨的发育，出生后第1年脊柱的增长快于四肢，1岁以后则慢于四肢增长。新生儿时脊柱仅轻微后凸，3月龄随抬头动做出现颈椎前凸，为脊柱第

一个弯曲;6月龄会坐时出现胸椎后凸,为脊柱第二个弯曲;1岁左右能行走时出现腰椎前凸,为脊柱第三个弯曲。6~7岁后自然弯曲被韧带所固定。坐、立、行姿势不正及骨骼病变可引起脊柱发育异常或造成脊柱畸形。

3. 长骨的发育　长骨的生长和成熟与体格生长有密切关系。骨化中心出现的多少可反映长骨的生长成熟程度。从人群中普查得到每个骨化中心出现的时间、大小、形态、密度等绘制标准图谱。将儿童骨化中心与各年龄标准图谱比较,若其骨骼成熟度相当于某一年龄的标准图谱时,该年龄即为其骨龄。

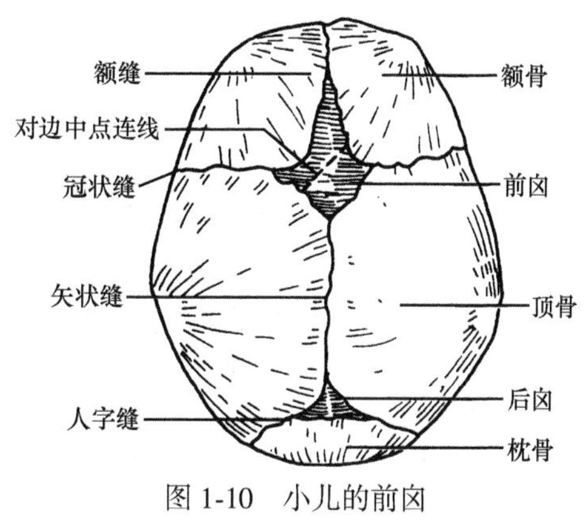

图1-10　小儿的前囟

根据骨龄发育水平可协助诊断某些疾病,如生长激素缺乏症、甲状腺功能减低症、中枢性性早熟、先天性肾上腺皮质增生症等。

(二)牙齿的发育

牙齿的发育与骨骼发育有一定的关系。人一生有两副牙齿:乳牙(20颗)和恒牙(32颗)。小儿4~10个月乳牙开始萌出,12个月不出牙者视为异常,约2.5岁乳牙出齐。出牙顺序一般为先下颌后上颌、自前向后(图1-11)。2岁以内乳牙的数目约为月龄减4~6。

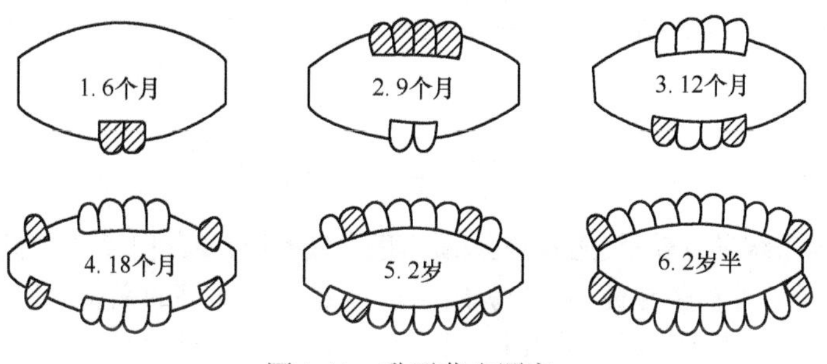

图1-11　乳牙萌出顺序

6岁左右恒牙开始萌出,首先第2乳磨牙之后萌出第1恒磨牙;6~12岁开始乳牙按萌出顺序逐个脱落代之以恒牙;12岁左右萌出第2磨牙;18岁以后萌出第3磨牙(智齿),但也有人终身未出此牙;恒牙一般20~30岁出齐。

(三)脂肪组织与肌肉的发育

脂肪组织的发育主要是脂肪细胞数目增加和体积增大,细胞数目自胎儿中期开始增加较快,至生后1岁达最高峰,以后逐渐减速。

胎儿期肌肉组织发育较差,出生后随身体活动的增加小儿肌肉组织逐渐发育,当小儿会坐、爬、站、行、跑和跳后,肌肉组织发育加速。

脂肪和肌肉的发育与营养、生活方式、运动等密切相关。从小让小儿经常进行被动或主动性运动,如俯卧、翻身、爬行、行走、体操或游泳等运动锻炼,可使肌肉发达,避免体内脂肪积累过多而致肥胖症。

(四) 生殖系统发育

生殖系统的发育受下丘脑-垂体-性腺轴的调节,一般到青春期前才开始发育。青春期持续6~7年。青春期开始和持续时间受多种因素的影响,如性别、营养、疾病等,个体差异较大。女孩一般从11~12岁开始到17~18岁,男孩从13~14岁开始到18~20岁。

【思考题】

(1) 简述小儿体格测量的常用指标及方法。

(2) 简述小儿头围测量、前囟观察的临床意义。

(3) 测量小儿体重有哪些临床意义?

(4) 简述小儿体格生长的常用评价方法及内容。

第三节 小儿神经心理发育及评价

【见习要求】

通过临床见习,加深对本节理论知识的理解,掌握各年龄阶段小儿运动、语言、神经发育规律及心理发展,认识早期教育的重要性及可行性。

【见习内容】

不同年龄阶段小儿运动、神经、心理发育评价。

【见习方法】

幼儿园见习。由幼儿园教师介绍幼儿管理及教育;通过了解不同年龄小儿游戏、活动、学习的内容安排,以及与小朋友交流,总结和评价不同年龄阶段小儿运动、神经、心理发育的特点和规律。

一、神经系统发育

胎儿时期神经系统发育较早,尤其是脑的发育最为迅速;婴儿时期神经髓鞘形成和发育不完善,刺激引起的神经冲动传导慢,而且易于泛化,不易形成明显的兴奋灶,小儿易疲劳而进入睡眠状态。脊髓发育在出生时相对较成熟,其发育与运动功能进展平行,随年龄而增重、加长。胎儿时脊髓下端位于第2腰椎下缘,4岁时上移至第1腰椎。小儿进行腰椎穿刺时应选择第3~4腰椎间隙。

初生婴儿具有觅食、吸吮、吞咽、握持、拥抱等原始反射,随着年龄增长,原始反射逐渐消失。3~4个月前小儿肌张力较高,克氏征可为阳性,2岁以下小儿巴氏征阳性亦可为生理现象。

二、感知的发育

(一) 视感知发育

新生儿已有光的感觉,但不敏感。在15~20cm范围内视觉最清晰,在清醒和安静状态下可短暂注视和追随近处缓慢移动的物体。2个月起可协调地注视物体;3~4个月头眼协调较好;5~7个月时目光可随上下移动的物体垂直方向转动,出现眼手协调动作;8~9个月时开始出现视深度的感觉;2岁时两眼调节好;5岁时能区别颜色;6岁时视深度充分发育。

(二) 听感知发育

新生儿出生数天后,听觉发育已相当良好。3~4个月时头可转向声源,听到悦耳声时会微笑;6 个月时能区别父母声音;7~9 个月时能确定声源,区别语言的意义;1 岁时听懂自己名字;2 岁时能区别不同高低的声音,听懂简单吩咐;4 岁时听觉发育完善。

(三) 味觉和嗅觉发育

新生儿出生时味觉和嗅觉已发育完善。3~4 个月时能区别愉快和不愉快的气味;4~5 个月的婴儿对食物味道的微小改变已很敏感,故应适时添加辅食。

(四) 皮肤感觉发育

新生儿眼、口周、手掌、足底等部位的触觉已很敏感;新生儿痛觉已存在,但较迟钝,疼痛刺激后出现泛化的现象,第 2 个月起才逐渐完善;新生儿温度觉很灵敏,冷刺激比热刺激更能引起明显反应。2~3 岁时小儿通过接触能区分物体的软、硬、冷、热等属性;5 岁时能分辨体积相同而重量不同的物体。

(五) 知觉发育

5~6 个月时随动作的发育及手眼的协调动作,逐步了解物体各方面的属性。1 岁末开始有空间和时间知觉的萌芽;3 岁能辨上下;4 岁辨前后;5 岁开始辨别以自身为中心的左右;4~5 岁开始有时间的概念。

三、运动功能发育

运动的发育可分为大运动(包括平衡)和细运动两大类。小儿动作发育遵循一定规律:①由上到下;②由近到远;③由不协调到协调;④由粗动作到精细动作;⑤先有正面动作后有反面动作。粗动作发育过程可归纳为“二抬头四翻身六会坐,七滚八爬周会走”。

四、语言发育

(一) 语言发育的条件

听觉进行信息的接受;中枢神经系统对信息进行理解与表达;发音器官进行发音。三者缺一不可。

(二) 语言发育过程

语言发育一般经过发音、理解和表达三个阶段:

1. 发音阶段(出生至1岁)　婴儿 1~2 个月开始发喉音,2 个月发“啊”、“伊”、“呜”等元音,6 个月时出现辅音,7~8 个月能有意识地叫“爸爸”、“妈妈”等语音,8~9 个月时喜欢模仿成人的口唇动作练习发音。

2. 理解语言阶段(1~1.5 岁)　婴儿在发音的过程中逐步理解语言。首先逐步理解一些日常用品,9 个月能听懂简单的词义等。

3. 表达语言阶段(1.5~3 岁)　在理解的基础上,小儿学会了表达语言。6 岁以前是关键期,尤以 2~4 岁为语言发育的最重要时期。

(三) 促进语言发育的条件

给予充分的语言交流和环境刺激。

五、心理活动、社会行为发育

(一) 注意的发展

婴儿期以无意注意为主,随着年龄的增长逐渐出现有意注意。5~6 岁后儿童能较好地控制自己的注意力。

(二) 记忆的发展

记忆包括识记、保持和回忆。回忆又可分为再认和重现。1 岁内婴儿只有再认而无重现,随年龄的增长,重现能力亦增强。幼年儿童只按事物的表面特征记忆信息,以机械记忆为主。随着年龄的增加,以及理解、语言思维能力的加强,逻辑记忆逐渐发展。

(三) 思维的发展

小儿 1 岁以后产生思维,2~4 岁小儿以具体形象思维(直觉思维)为主;随着小儿年龄不断增大,逐渐学会了综合、分析、分类、比较等抽象思维方法,使思维具有目的性、灵活性和判断性,具有进一步独立思考的能力。

(四) 想象的发展

新生儿无想象能力;1~2 岁时想象处于萌芽状态;3 岁以后想象内容增多,但为片断、零星的;学龄前期想象力有所发展,但以无意想象和再造想象为主;有意想象和创造性想象到学龄期才加快发展。

(五) 情绪、情感的发展

新生儿因生后不易适应宫外环境,常处于消极状态;2 个月时积极情绪增多;6 个月后能辨认陌生人时逐渐产生对母亲的依恋以及分离性焦虑情绪,9~12 个月时依恋情绪达高峰,随着与别人交往增多而逐渐淡漠。婴幼儿情绪表现特点为时间短暂,反应强烈,易变化,外显而真实。随着年龄增长,情绪反应渐趋稳定,能有意识地控制自己的情绪。

(六) 意志的发展

新生儿无意志,随着语言、思维的发展,婴幼儿期开始有意行动或抑制自己时即为意志的萌发。随着年龄增长,语言思维发展越深入,社会交往越多,在成人的教育影响下,意志逐步形成与发展。

(七) 个性和性格的发展

婴儿期一切生理需要全依赖成人,逐渐建立对亲人的依赖性和信赖感。

幼儿期有一定自主感,但又未脱离对亲人的依赖,常出现违拗言行和依赖行为相交替现象。

学龄前期主动性增强,当主动行为失败时易出现失望和内疚。

学龄期重视自己勤奋学习的成就,如未能发现自己学习潜力将会产生自卑。

青春期社会活动增多,心理适应能力增强但容易波动,在感情问题、伙伴问题、职业选择、道德评价和人生观等问题上处理不当时易发生性格变化。

六、神经心理发育的评价

小儿神经心理发育的评价通常采取心理测试的方法，主要包括能力测试和适应性行为测试两方面。

（一）能力测试

1. 筛查性测验

（1）丹佛发育筛查测验（DDST）：主要用于6岁以下小儿智能筛查，全量表共104个项目，分为个人-社会、精细动作-适应性、语言和大运动四个能区，评定结果分为正常、可疑、异常、无法判断等。

（2）图片词汇测验（PPVT）：适用于4~9岁小儿一般智能筛查，尤其是语言或运动障碍者。

（3）绘人测验：适用于5~9.5岁小儿，可作为一种心理成熟的发育测试筛查法。

2. 诊断性测验

（1）Bayley婴儿发育量表：适用于2~30个月婴儿。

（2）Gesell发育量表：适用于4周至3岁婴幼儿。

（3）Standford-Binet智能量表：适用于2~18岁儿童及青少年。

（4）Wechsler学前及初小儿童智能量表（WPPSI）：适用于4~6.5岁小儿。

（5）Wechsler儿童智能量表修订表（WISC-R）：适用于6~16岁儿童。

（二）适应性行为测验

婴儿-初中学生社会生活能力量表：适用于6个月至15岁小儿社会生活能力的测定，全量表共132项，包括独立生活能力、运动能力、作业、交往、参加集体活动、自我管理六种行为能力。

【思考题】

（1）简述儿童运动、语言的发展规律。

（2）小儿神经心理发育能力测试常用方法及适应年龄有哪些？

（黄娟娟）

第二章　住院患儿的护理

第一节　儿童医疗机构的设置及护理管理

【见习要求】

通过临床见习，加深对本节理论知识的理解，了解儿科医疗机构设置及护理管理的特点。

【见习内容】

儿科医疗机构的设置及儿科护理管理。

【见习方法】

临床见习。教师带领学生参观儿科门诊、急诊和病房，同时讲解其布局和护理管理特点。

一、儿科门诊

（一）设置

1. 预诊处　设在医院内距大门最近处，或儿科门诊的入口处。预诊处应设两个出口，一个通向门诊候诊室，另一个通向传染病隔离室。隔离室内备有消毒隔离设备，并设专人为隔离的患儿及家长办理挂号、交费、取药等服务。

2. 挂号处　小儿经过预诊后挂号就诊。

3. 体温测量处　内设有候诊椅。发热小儿在就诊前先测试体温。

4. 候诊室　应宽敞、明亮、空气流通，有足够的候诊椅，并设 1～2 张床供患儿换尿布、包裹之用。

5. 诊查室　应设多间，室内设诊查桌、椅、诊查床及洗手设备等。

6. 治疗室　备有各种治疗所需的设备、器械和药品，可进行必要的治疗。

7. 化验室　设在诊查室附近，便于患儿化验检查。

8. 其他　根据医院规模及设置，还可设有专门的儿科配液中心、输液中心及采血中心等。

（二）护理管理

1. 保证就诊秩序有条不紊　由专门人员进行初步分诊，做就诊前的准备、诊查中的协助及诊疗后的解释工作。

2. 密切观察病情　在预诊及诊治过程中，护士应经常巡视小儿，发生紧急情况应及时进行处理。

3. 预防院内感染　严格执行消毒隔离制度，遵守无菌技术操作规程，发现传染病的可疑征象时，应按要求及时处理。

4. 杜绝差错事故　严格执行核对制度。

5. 提供健康教育　为就诊小儿和家长进行健康指导，包括提供促进小儿生长发育、合理喂养及常见病的预防和早期发现等知识。了解慢性病患儿平时用药、营养、生长发育等情况，给予正确的自我保健指导。

二、儿科急诊部

（一）设置

1. 抢救室 内设抢救床，配有人工呼吸机、心电监护仪、气管插管用具、供氧设备、吸引装置、雾化吸入器、洗胃用具等必要的设备，以及各种穿刺包、切开包、导尿包等治疗用具。室内放置抢救车一台，备常用急救药品、物品（手电筒、备用电池、体温计、注射器、压舌板等）、记录本及笔，同时配置应急灯、简易呼吸器等。

2. 观察室 设有病床及一般抢救设备，如供氧和吸引装置等，如有条件可装备监护仪器、远红外线辐射床等，并按病房要求备有各种医疗文件。

3. 治疗室 设有治疗床、药品柜，备注射用具，以及各种治疗、穿刺用物及各种导管等。

4. 小手术室 除一般手术室的基本设备外，应准备清创缝合小手术、大面积烧伤的初步处理、骨折固定等器械用具及抢救药品。

（二）护理管理

1. 重视急诊抢救的五要素 人、医疗技术、药品、仪器设备及时间是急诊抢救的五要素，其中人起主要作用。急诊护士应具有高度的责任心，娴熟的操作技术，敏锐的观察力，较强的组织和处理能力。此外，药品种类齐全、仪器设备完好、时间争分夺秒都是保证抢救成功缺一不可的重要环节。

2. 执行急诊岗位责任制度 分工明确，各司其职，坚守岗位，随时做好抢救患儿的准备。对抢救药品和设备的使用、保管、补充、维护等应有明确的分工及交接班制度，以保证抢救工作的连续性。

3. 建立并执行儿科常见急诊的抢救护理常规 掌握儿科常见疾病的抢救程序、护理要点，提高抢救效率。

4. 加强急诊文件管理 应有完整的病历材料，记录患儿就诊时间、一般情况、诊治过程等。紧急抢救中遇有口头医嘱，须当面复述确保无误后执行，抢救告一段落后再及时补记于病历上。

三、儿科病区

（一）设置

儿科病区最适宜的床位数是30~40张。

1. 病室 设有大、小两种病室。大病室容纳4~6张床；小病室为1~2张床。一张床单位占地$2m^2$，床与床之间距离为1m，床头设有呼叫器，床与窗台的距离为1m，窗外设有护栏。病室墙壁可粉刷柔和的颜色并装饰小儿喜爱的卡通图案。每间病室均应设有洗手池、夜间照明装置等。

2. 重症监护室 收治病情危重、需要严密观察及抢救的患儿，配有各种抢救设备及药品。

3. 护士站及医务人员办公室 设在病区中间，靠近重症监护室。

4. 治疗室 备有各种治疗所需的设备、器械和药品，可进行各种注射和必要的治疗。

5. 配膳（奶）室 室内配备消毒锅、冰箱、配膳桌、碗柜及分发膳食用的餐车，如为营养部门集中配奶，另备有加热奶的用具。

6. 游戏室 室内阳光充足，通风条件好；地面采用木板或塑料材料，桌椅边缘用软材料包裹；提供可清洁的玩具及图书等，有条件可备电视机。

7. 厕所与浴室 浴室要宽敞,便于护理人员协助小儿沐浴,厕所可有门,但不加锁,以防意外发生。

此外,病区需设有库房、值班室、仪器室等。规模较大的病区还应设家属接待室、新病人入院观察室、足月儿室、早产儿寄养室、隔离室和1~2间备用房(供临时隔离或空气消毒时轮换使用)。条件许可应设置检验室。

(二) 护理管理

1. 环境管理 病房环境要适合小儿心理、生理特点。病室窗帘及患儿被服采用颜色鲜艳、图案活泼的布料制作。新生儿与未成熟儿病室要有充足照明,小儿病室夜间灯光应较暗。室内温、湿度依患儿年龄大小而定。不同年龄小儿适宜的温、湿度(表2-1)。

表2-1 不同年龄小儿适宜的温、湿度

年 龄	室温(℃)	相对湿度(%)
新生儿	22~24	55~65
婴幼儿	20~22	55~65
年长儿	18~20	50~60

2. 生活管理 根据患儿的病情、年龄、生活习惯安排患儿的饮食和休息,食具由医院供给,每次用餐后进行消毒。患儿被服应柔软,经常换洗,保持整洁。根据患儿不同年龄安排游戏和学习。

3. 安全管理 儿科病区无论设施、设备还是日常护理的操作,均需考虑患儿的安全问题,防止跌伤、烫伤,防止误饮、误服。每间病室门后张贴紧急疏散图。病区内的消防、照明器材应专人管理,定位放置,安全出口要保持通畅。

4. 感染控制 严格执行清洁、消毒、隔离、探视和陪伴制度。病室定时通风,按时进行空气、地面的消毒,操作前后认真洗手。加强健康教育,提高患儿自我保护意识。

【思考题】

简述儿科病区护理管理的要点。

第二节 小儿健康评估的特点

【见习要求】

通过临床见习,初步掌握儿科病史的采集及体格检查的方法。

【见习内容】

儿童病史采集及体格检查的内容和方法。

【见习方法】

临床见习。由带教教师集中讲解和示范儿科病史的采集及体格检查的方法后,学生分组对患儿进行病史采集和体格检查,最后集中请各组代表汇报,教师点评;或在校内技能培训室先由教师模拟示教,再将学生分组练习,教师随时给予指导,最后请1名学生复示,教师点评。

一、病史采集和记录

(一) 内容和方法

1. 一般内容 除了记录小儿姓名、性别、年龄(新生儿记录天数,婴儿记录月数,1岁以上记录几岁几个月)外,必须记录家长或抚养人姓名、家庭住址及其他联系方式,病史叙述者与患儿的关系及病史的可靠程度。

2. 主诉、现病史、既往史的采集与成人相同

3. 个人史　包括出生史、喂养史、生长发育史、既往健康史、过敏史、预防接种及传染病接触史。

4. 家族史　着重询问与现病史有直接关系的疾病,以及有无家族性或遗传性疾病的历史,了解父母是否近亲结婚、母亲各次分娩情况、同胞健康的情况。

(二) 注意事项

(1) 在病史询问过程中,认真听、重点问,态度和蔼亲切,语言通俗易懂。不能用暗示语气诱导家长和患儿做出主观期望的回答。

(2) 尊重家长和患儿私隐,并为其保密。

(3) 病情危急时,应简明扼要,边抢救边询问主要病史,详细询问可在病情稳定后进行。

二、体格检查

(一) 内容和方法

1. 一般测量　测量体重、身长(身高)、头围,必要时测胸围及上下部量,营养较差小儿需测量皮下脂肪厚度(重点是腹壁皮下脂肪)。

2. 头部检查　婴幼儿测其囟门大小,小婴儿要注意颅缝闭合情况及有无颅骨软化。

3. 胸廓检查　注意有无佝偻病引起的胸廓畸形,胸廓两侧是否对称,有无心前区局部隆起、呼吸运动异常等。

4. 心脏及肺部检查　叩诊宜轻,可采用直接叩诊;小儿心脏叩诊一般只叩左右界,特别是左界。

5. 腹部检查　检查者手应温暖,手法轻柔,避免哭闹时影响腹部扪诊,小婴儿可在吃奶时进行扪诊。正常婴幼儿肝脏可在肋缘下 1~2 cm,6~7 岁后即不应触到。婴儿期偶可触及脾脏边缘。

6. 脊柱四肢检查　注意有否脊柱弯曲,"O"、"X"形腿,以及手镯征、足镯征等。

7. 外生殖器及肛门检查　注意有无先天性畸形,如隐睾、疝气、尿道下裂、两性畸形等。

8. 神经系统检查　根据年龄、病种选做必要的项目。应注意神志、精神状态、前囟紧张与否、神经反射、脑膜刺激征等。

9. 其他系统检查基本同成人。

(二) 注意事项

(1) 设法取得患儿合作,态度和蔼,动作轻快,寒冷季节手和器具要温暖。

(2) 灵活安排体检顺序,容易引起小儿反感的项目(如口腔、咽部检查)留待最后进行。

(3) 对不合作的病儿,一次检查如得不到全部结果,则应另选时间,可分次完成。

【思考题】

简述小儿健康史收集的内容。

第三节　小儿用药特点及护理

【见习要求】

通过临床见习,了解小儿用药特点,熟悉小儿常用给药方法和护理。

【见习内容】

儿科常用药物选用,剂量计算和给药方法。

【见习方法】

临床见习。讲解儿科常用药物的选用,示教药物剂量计算和给药方法。

一、小儿用药特点

(1) 肝肾功能及某些酶系发育不完善,对药物的代谢及解毒功能较差。

(2) 小儿血-脑屏障不完善,药物容易通过血-脑屏障到达神经中枢。

(3) 年龄不同,对药物反应不同,药物的不良反应有所差别。

(4) 胎儿、乳儿可受母亲用药的影响。

(5) 小儿易发生水、电解质紊乱。

二、小儿药物选用及护理

(一) 抗生素的应用及护理

严格掌握适应证,有针对性地使用。通常应用一种抗生素为宜,一旦抗生素滥用可引起二重感染(霉菌感染)或细菌耐药性的发生。在应用抗生素时还要注意药物的剂量、疗程和不良反应。

(二) 镇静药的应用及护理

常用的药物有苯巴比妥、地西泮、水合氯醛等,使用中应特别注意观察呼吸情况,以免患儿发生呼吸抑制。

(三) 镇咳、化痰、平喘药的应用及护理

小儿呼吸道感染时一般不用镇咳药,而应用祛痰药或雾化吸入法稀释分泌物,配合体位引流排痰。哮喘患儿应用平喘药时应注意观察有无精神兴奋、惊厥等。

(四) 泻药和止泻药的应用及护理

小儿便秘应先调整饮食,在十分必要的时候才使用缓泻剂。小儿腹泻时,一般不主张使用止泻药,也应该先调整饮食,补充液体。

(五) 退热药的应用及护理

使用对乙酰氨基酚退热,剂量不可过大,用药时间不可过长。用药后注意观察患儿的体温和出汗情况,及时补充液体。复方解热止痛片(APC)对胃有一定的刺激性,可引起白细胞减少、再生障碍性贫血、过敏等不良反应,大量服用时可因出汗过多、体温骤降而导致虚脱,婴幼儿应禁用此类药物。

(六) 肾上腺皮质激素的应用及护理

严格掌握使用指征,未明确诊断时避免滥用;不可随意减量或停药;患水痘时禁止使用。

三、小儿药物剂量计算

（一）按体重计算

每日(次)剂量=患儿体重(kg)×每日(次)每千克体重所需药量

患儿体重应按实际测得值为准。若计算结果超出成人剂量,则以成人量为限。

（二）按体表面积计算

每日(次)剂量=患儿体表面积(m^2)×每日(次)每平方米体表面积所需药量

小儿体表面积可按下列公式计算:

<30kg 小儿体表面积(m^2)=体重(kg)×0.035+0.1

>30kg 小儿体表面积(m^2)=[体重(kg)-30]×0.02+1.05

（三）按年龄计算

用于剂量幅度大、不需十分精确的药物,如营养类药物。

（四）从成人剂量折算

小儿剂量=成人剂量×小儿体重(kg)/50

仅用于未提供小儿剂量的药物,所得剂量一般偏小,故不常用。

四、小儿给药方法

（一）口服法

口服法是最常用的给药方法,对患儿身心的不良影响小,只要条件许可,尽量采用口服给药。

1. 剂型选择 婴幼儿通常选用糖浆、水剂或冲剂,也可将药片捣碎加糖水吞服。年长儿可用片剂或药丸。

2. 给药方法 鼓励和训练年长患儿直接服药。婴儿可用滴管或去掉针头的注射器给药;若用小药匙喂药,则从婴儿的口角处顺口颊方向慢慢倒入药液,待药液咽下后,才将药匙拿开;可用拇指和食指轻捏双颊,使之吞咽。

3. 给药注意事项 婴儿完全平卧或在其哽咽时给药可致呛咳,喂药时最好抱起小儿或抬高其头部。喂药宜在喂奶前或两次喂奶间进行,以免因服药时呕吐而将奶吐出引起误吸。任何药不应混于奶中哺喂。

（二）注射法

1. 注射方法选择 肌内注射一般选择臀大肌外上方;静脉滴注婴幼儿多采用头皮静脉穿刺;静脉推注多用于抢救。

2. 注意事项 肌内注射次数过多可造成臀肌挛缩,影响下肢功能,故非病情必需不宜采用。对不合作、哭闹挣扎的婴幼儿,可采取“三快”(即进针、注药及拔针均快)的特殊注射技术。静脉滴注需根据患儿年龄、病情、药物性质调控滴速,保持静脉的通畅。静脉推注时速度宜慢,并密切观察,勿使药液外渗。

（三）外用法

外用法以软膏为多，也可用水剂、混悬剂、粉剂、膏剂等。根据不同的用药部位，对患儿手进行适当约束，以免因患儿抓、摸使药物误入眼、口而发生意外。

（四）其他方法

有人在旁照顾时，常应用雾化吸入。灌肠给药采用不多，可用缓释栓剂。年长儿可用含剂、漱剂。

【思考题】

（1）小儿药物剂量计算的方法有哪几种？

（2）简述小儿给药的方法及注意事项。

第四节　小儿体液平衡特点和液体疗法

【见习要求】

通过临床见习，了解小儿体液平衡特点，熟悉小儿液体疗法常用溶液配制和液体疗法及护理。

【见习内容】

小儿脱水临床表现和液体疗法实施。

【见习方法】

临床见习。教师以一例典型脱水患儿为例，带领学生接触患儿，指导病史收集的内容及要点，指导观察脱水的临床表现；并以该病例为例，让学生制订输液计划。

一、小儿体液平衡特点

（一）体液的总量和分布

见表 2-2。

表 2-2　不同年龄的体液分布（占体重的%）

年龄	细胞内液	细胞外液		体液总量
		间质液	血　浆	
足月新生儿	35	37	6	78
1 岁	40	25	5	70
2～14 岁	40	20	5	65
成人	40～45	10～15	5	55～60

（二）体液的电解质组成

小儿与成人相似，唯生后数日内新生儿血钾、氯、磷和乳酸浓度偏高，血钠、钙和碳酸氢盐浓度偏低。

（三）水代谢的特点

1. 水的需要量相对较大，交换率高　小儿由于新陈代谢旺盛，排泄水的速度较成人快。年龄愈小，出入水量相对愈多，对缺水的耐受力也愈差，在病理情况下较成人更易发生脱水。小儿每日水的需要量见表 2-3；不同年龄小儿的不显性失水量见表 2-4。

表 2-3 小儿每日水的需要量

年龄(岁)	每日需水量(ml/kg)
<1	120~160
1~3	100~140
4~9	70~110
10~14	50~90

表 2-4 不同年龄小儿的不显性失水量

不同年龄或体重	不显性失水(ml/kg·d)
早产儿或足月新生儿	
750~1000g	82
1001~1250g	56
1251~1500g	46
>1500g	26
婴儿	19~24
幼儿	14~17
儿童	12~14

2. 体液平衡调节功能不成熟 小儿肾脏功能不成熟,年龄愈小,肾脏对体液平衡的调节作用也愈差。

二、小儿常见水、电解质和酸碱平衡紊乱

(一) 脱水

1. 脱水程度 即患病后累积的体液损失量。根据损失体液占体重的百分比及临床表现综合分析判断脱水程度。等渗性脱水的临床表现与分度见表 2-5。

2. 脱水性质 根据水和电解质丢失的比例和现存体液渗透压的改变,将脱水分为等渗性脱水(血清钠 130~150mmol/L)、低渗性脱水(血清钠<130mmol/L)、高渗性脱水(血清钠>150mmol/L)三种。

(二) 酸碱平衡紊乱

正常血液的 pH 维持在 7. 35~7. 45 之间,pH<7. 30 为酸中毒,pH>7. 45 为碱中毒。

表 2-5 等渗性脱水的临床表现与分度

	轻 度	中 度	重 度
精神状态	无明显改变	烦躁或委靡	昏睡或昏迷
皮肤	皮肤弹性稍差	皮肤弹性差	皮肤弹性极差
黏膜	口腔黏膜稍干燥	口腔黏膜干燥	口腔黏膜极干燥
眼窝及前囟凹陷	轻度	明显	极明显
眼泪	有	少	无
尿量	略减少	明显减少	少尿或无尿
周围循环衰竭	无	不明显	明显
代谢性酸中毒	无	有	严重
失水占体重百分比	5%以下	5%~10%	10%以上

1. 代谢性酸中毒 最常见。由于细胞外液酸产生过多或细胞外液碳酸氢盐的丢失所致。见于:①碱性物质从消化道或肾脏丢失;②摄入酸性物质过多;③静脉输入过多的不含 HCO_3^- 的含钠液;④酸性代谢产物堆积。根据 HCO_3^- 测定值可将酸中毒分为轻度(18~13 mmol/L)、中度

(13~9 mmol/L)、重度(<9 mmol/L)。

治疗要点:积极治疗缺氧、组织低灌注、腹泻等原发病,采用碳酸氢钠等碱性药物增加碱储备、中和 H^+。

一般主张 pH<7.3 时可用碱性液,首选碳酸氢钠。

$$所需5\%碳酸氢钠的毫升数=(-BE)\times0.5\times体重$$

一般稀释成 1.4%溶液输入。先给予计算量的 1/2,复查血气后调整剂量。如病情危重先给予 5%碳酸氢钠溶液 5ml/kg,可提高 CO_2CP 4.5 mmol/L。

2. 代谢性碱中毒 由于体内氢离子过度丢失或碳酸氢盐蓄积所致。见于严重呕吐、低血钾、使用过量碱性药物等。

治疗要点:去除病因,停用碱性药物,纠正水、电解质平衡失调。

轻症可用 0.9%氯化钠溶液,严重者可给予氯化铵治疗。0.9%氯化铵溶液 3ml/kg,可降低 HCO_3^- 1mmol/L,肝、肾功能不全和合并呼吸性酸中毒时禁用。

3. 呼吸性酸中毒 由于通气障碍导致体内 CO_2潴留和 H_2CO_3增高所致。见于呼吸道阻塞、肺部和胸腔疾患、呼吸中枢抑制、呼吸肌麻痹或痉挛、呼吸机使用不当等。

治疗要点:积极治疗原发病,改善通气和换气功能,解除呼吸道阻塞,重症患儿应行气管插管或气管切开、人工辅助通气,低流量氧气吸入。有呼吸中枢抑制者酌情使用呼吸兴奋剂。镇静剂可抑制呼吸,一般禁用。

4. 呼吸性碱中毒 由于通气过度使血液 CO_2过度减少、血浆 H_2CO_3降低所致。见于神经系统疾病、低氧、过度通气、早期水杨酸中毒、CO 中毒等。

治疗要点:主要为病因治疗,呼吸改善后碱中毒可逐渐恢复。纠正电解质紊乱,有手足搐搦者给予钙剂。

5. 混合型酸碱平衡紊乱 当有两种或以上的酸碱紊乱分别或同时作用于呼吸系统或代谢系统时称为混合型酸碱平衡紊乱。呼吸性酸中毒合并代谢性酸中毒较常见。

治疗要点:积极治疗原发病,保持呼吸道通畅,必要时给予人工辅助通气。

(三)钾平衡紊乱

正常血清钾浓度为 3.5~5.5mmol/L,当血清钾低于 3.5mmol/L 时为低钾血症,当血清钾浓度>5.5mmol/L 时为高钾血症。

1. 低钾血症 主要原因:①钾摄入量不足;②钾由消化道丢失过多;③钾分布异常;④钾由肾脏排出过多;⑤各种原因的碱中毒。

治疗要点:①治疗原发病;②每天补充氯化钾 3mmol/kg,严重低钾可给 4~6mmol/kg。一般患儿可口服,口服有困难或严重低钾者需静脉补钾,每日补钾总量静滴时间不应短于 8 小时,浓度一般不超过 0.3%(新生儿为 0.15%~0.2%);③必须见尿补钾。

2. 高钾血症 产生的原因有:①钾摄入量过多;②肾脏排钾减少;③钾分布异常。

治疗要点:治疗原发病,停用含钾药物和食物,供应足量的能量以防止内源性蛋白质分解释放钾。并用钙剂、5%碳酸氢钠溶液、胰岛素、呋塞米等拮抗高钾,碱化细胞外液,促进蛋白质和糖原合成加速排钾。病情严重可采用阳离子交换树脂、腹膜或血液透析。

三、液体疗法

(一)常用溶液

1. 非电解质溶液 主要用以补充水分和部分热量,不能起到维持血浆渗透压的作用。常用的5%葡萄糖溶液为等渗液,10%葡萄糖溶液为高渗液。

2. 电解质溶液　主要用以补充所丢失的体液、所需的电解质,纠正体液的渗透压和酸碱平衡失调。

(1) 0.9%氯化钠溶液(生理盐水)和复方氯化钠溶液:均为等张液。

(2) 碱性溶液:主要用于纠正酸中毒。常用的有:①碳酸氢钠溶液:1.4%碳酸氢钠溶液为等渗溶液,5%碳酸氢钠溶液为高渗溶液,可用5%或10%葡萄糖溶液稀释3.5倍,即为等渗液。②乳酸钠溶液:1.87%乳酸钠溶液为等渗液,11.2%乳酸钠溶液稀释6倍即为等渗液;肝功能不全、缺氧、休克、新生儿期以及乳酸潴留性酸中毒时,不宜使用。

(3) 氯化钾溶液:用于纠正低钾血症。制剂为10%溶液,静脉滴注时稀释为0.2%~0.3%浓度。不可静脉直接推注,以免发生心肌抑制而死亡。

3. 混合溶液　将各种不同渗透压的溶液按不同比例配成混合溶液,更适合于不同情况液体疗法的需要。几种常用混合溶液的简便配制方法见表2-6。

表2-6　几种常用混合溶液的简便配置

混合溶液	张力	加入溶液(ml)		
		5%或10%葡萄糖溶液	10%氯化钠溶液	5%碳酸氢钠溶液(11.2%乳酸钠溶液)
2∶1含钠液	1	加至500	30	47(30)
1∶1含钠液	1/2	加至500	20	—
1∶2含钠液	1/3	加至500	15	—
1∶4含钠液	1/5	加至500	10	—
2∶3∶1含钠液	1/2	加至500	15	24(15)
4∶3∶2含钠液	2/3	加至500	20	33(20)

4. 口服补液盐溶液　其配方为:氯化钠3.5g,枸橼酸钠2.5g,氯化钾1.5g,葡萄糖20g,临用前以温开水1000ml溶解之。

(二) 液体疗法的实施

在静脉补液的实施过程中需做到三定(定量、定性、定速),三先(先盐后糖、先浓后淡、先快后慢)及两补(见尿补钾、惊跳补钙)。

第一天补液总量应包括累积损失量、继续损失量、生理需要量3个部分。

1. 累积损失量　即发病后水和电解质总的损失量。

根据脱水的程度和性质决定。轻度脱水约30~50ml/kg,中度脱水50~100ml/kg,重度脱水100~150ml/kg。低渗性脱水补给2/3张含钠液;等渗性脱水补给1/2张含钠液;高渗性脱水补给1/5~1/3张含钠液。若临床上判断脱水性质有困难时,可先按等渗性脱水处理。

补液速度取决于脱水程度,原则上应先快后慢。对伴有循环不良和休克的重度脱水患儿,开始应快速输入等渗含钠液(生理盐水或2∶1液),按20ml/kg(总量不超过300ml)于30分钟至1小时内静脉输入。其余累积损失量常在8~12小时内完成,约每小时8~10ml/kg。在循环改善出现排尿后应及时补钾。

2. 继续损失量　在液体疗法实施过程中,腹泻、呕吐、胃肠引流等损失可继续存在,使机体继续丢失体液,此部分按实际损失量及性质予以补充。

腹泻患儿一般按10~40ml/(kg·d)计算。一般常用1/2~1/3张含钠液,同时应注意钾的补充。于补充累积损失量完成后的12~16小时均匀滴入,每小时约5ml/kg。

3. 生理需要量 生理需要量涉及热量、水和电解质。

婴幼儿需水量为60~80ml/(kg·d)。钠、钾、氯的需要量约各为2~3 mmol/(100kcal·d)。生理需要量尽可能口服补充,不能口服或口服量不足者可静脉滴注1/5~1/4张含钠液。补液速度同继续损失量。

实际补液中,应对上述三方面进行综合分析,混合使用。腹泻引起脱水第一天的补液总量,一般轻度脱水为90~120ml/kg,中度脱水为120~150ml/kg,重度脱水为150~180ml/kg。液体种类:低渗性脱水2/3张含钠液;等渗性脱水1/2张含钠液;高渗性脱水1/5~1/3张含钠液。注意钾的补充。再根据治疗反应,随时进行适当调整。

第2天及以后的补液需根据病情轻重估计情况来决定,一般只需补充继续损失量和生理需要量,继续补钾,供给热量。于12~24小时内均匀输入。能够口服者应尽量口服。

(三)护理要点

1. 补液前准备阶段 全面了解患儿的病史、病情;根据患儿脱水状况准备各种溶液、所需仪器和用物;向家长及患儿解释治疗目的,以利配合。

2. 补液阶段

(1) 维持静脉输液:严格掌握输液速度,有条件最好使用输液泵,以便更精确地控制输液速度。

(2) 密切观察病情变化

1) 观察生命体征:观察体温、脉搏、血压、呼吸,并监测体重变化。

2) 观察脱水情况:注意患儿的神志状态,有无口渴,皮肤、黏膜干燥程度,眼窝及前囟凹陷程度,尿量,呕吐及腹泻次数及量等。比较治疗前后的变化,判断脱水减轻或加重。

3) 观察酸中毒表现:最重要的表现是呼吸改变,其次为口唇樱红和神经精神系统抑郁征象,如乏力、精神不振、呕吐、嗜睡。

4) 观察低血钾表现:观察患儿有无神经、肌肉兴奋性降低,有无心音低钝或心律不齐等。补充钾时应按照见尿补钾的原则。

5) 观察低血钙表现:当酸中毒被纠正后,由于血浆稀释、离子钙降低,可出现低钙惊厥。个别抽搐患儿用钙剂无效,应考虑到低镁血症的可能。补液中应注意碱性液体及钙剂勿漏出血管外,以免引起局部组织坏死。

(3) 准确记录液体出入量:24小时液体入量包括静脉输液量、口服液体量及食物中含水量;液体出量包括尿量、呕吐量、大便丢失的水分和不显性失水。

【思考题】

(1) 如何判断小儿脱水程度?

(2) 补钾的注意事项?

(3) 患儿,女,11个月。腹泻3天,大便15~20次/日,呈蛋花汤样,伴低热,偶有呕吐,无大便5小时。发育正常,人工喂养。精神委靡,口干,前囟凹陷,皮肤弹性差,四肢冷,血压64/40mmHg。血清钠135mmol/L。

判断该患儿脱水程度并列出输液计划。

(李红赞)

第三章　儿童保健

第一节　小儿年龄的分期及各期儿童保健的特点

【见习要求】

通过见习,加深对本节理论知识的理解,进一步掌握小儿年龄分期、各期儿童特点及保健重点。

【见习内容】

小儿年龄分期及各期儿童保健。

【见习方法】

播放录像。观看不同年龄阶段小儿的特点及保健重点的录像后,学生分组讨论,随后各组派代表汇报讨论情况,最后教师点评。

一、胎　儿　期

从受精卵形成到小儿出生为止为胎儿期,共40周。

1. 特点　胎儿完全依靠母体生存,孕母的健康、营养、生活环境、情绪等状况对胎儿的生长发育影响极大。此期保健主要通过对孕母的保健来实现。

2. 保健措施

(1) 预防遗传性疾病与先天畸形:做好孕前遗传咨询和产后筛查,定期产前检查。孕期避免接触放射线和有毒化学物质。

(2) 摄入充足营养,膳食搭配合理:妊娠后期加强铁、锌、钙、维生素D等重要营养素的补充。

(3) 预防孕期及产时感染。

(4) 规律生活:劳逸结合,避免妊娠期合并症。对高危孕妇应加强随访。

(5) 加强对高危新生儿的监护。

(6) 及时治疗慢性病,慎用药物。

二、新　生　儿　期

自胎儿娩出脐带结扎时开始至28天止为新生儿期。

1. 特点　新生儿期,特别是生后1周内的新生儿发病率和死亡率极高,如婴儿死亡中约1/2~2/3是新生儿,且新生儿死亡总数的70%左右是<1周的新生儿。故新生儿保健重点在生后1周内。

2. 保健措施

(1) 合理喂养:鼓励母乳喂养,指导母亲正确哺乳方法。

(2) 保暖:新生儿房间应阳光充足,通风良好,温湿度适宜,保持新生儿体温正常。

(3) 日常护理:新生儿皮肤幼嫩,应保持皮肤清洁,避免损伤。注意脐部护理,预防感染。

(4) 预防疾病和意外:减少探视,接种卡介苗和乙型肝炎疫苗。

(5) 早期教育:父母应多与新生儿交流,拥抱、抚摸有利于早期的情感交流。

三、婴　儿　期

出生后到满1周岁之前为婴儿期。

1. 特点　此期是生长发育极其旺盛阶段,对营养需求量较高,但小儿消化吸收功能发育尚未完善,易发生消化紊乱和营养不良。同时婴儿体内来自母体的抗体逐渐减少,自身免疫功能尚未成熟,易发生各种感染。

2. 保健措施

(1) 合理喂养:提倡母乳喂养,合理添加辅食,根据具体情况指导断奶。

(2) 生长发育监测:定期做健康检查和体格测量。

(3) 预防接种:按计划免疫程序完成基础免疫。

(4) 预防感染:预防感染性腹泻、呼吸道感染等常见病,降低婴儿期死亡率。

(5) 促进感知觉的发展:训练小儿认识环境,培养观察力。

(6) 体格锻炼:坚持户外活动,进行空气浴和被动体操。

四、幼　儿　期

1周岁后至满3周岁之前为幼儿期。

1. 特点　此期儿童行走和语言能力增强,与外界环境接触机会增多,自主性和独立性不断发展,活动范围增加。因免疫功能仍不健全,且对危险事物的识别能力差,故感染性疾病和传染性疾病发病率仍较高,意外伤害发生率增加。

2. 保健措施

(1) 合理安排膳食:保证各种营养素充足且均衡。

(2) 早期教育:重视与幼儿的语言交流,通过游戏、讲故事等促进幼儿语言发育与大运动能力的发展;培养幼儿自我生活能力,养成良好生活习惯。

(3) 预防疾病和意外:继续加强预防接种和防病工作;指导家长防止幼儿异物吸入、烫伤、跌伤等意外发生。

(4) 妥善应对心理行为问题:幼儿期常见的心理行为问题包括违拗、发脾气和破坏性行为等,家长应针对原因采取有效措施。

五、学 龄 前 期

3周岁后至入小学前(6~7岁)为学龄前期。

1. 特点　此期小儿体格发育较前减慢,而智力发育更趋完善,语言和思维能力进一步发展,自理能力增强,是小儿性格形成关键时期。防病能力有所增强,但仍易患免疫性疾病。喜欢模仿而无经验,易发生各种意外。

2. 保健措施

(1) 合理营养:保证各种营养素充足且均衡。注意培养小儿健康的饮食习惯和良好的进餐礼仪。

(2) 重视早期教育:培养独立生活能力和良好道德品质,促进智力发展。

(3) 预防疾病和意外:继续监测生长发育,每年1~2次健康体检。加强传染病防治和预防意外发生。

(4) 防治心理行为问题:针对原因采取有效措施防治吮指和咬指甲、手淫、攻击性或破坏性行为等。

六、学　龄　期

从入小学起(6~7 岁)至青春期前为学龄期。

1. 特点　对事物具有一定的分析、理解能力,认知和心理发展非常迅速,是接受科学文化教育的重要时期。

2. 保健措施

(1) 营养与体格锻炼:保证营养和加强体格锻炼,培养劳动习惯。

(2) 培养良好的生活和卫生习惯:注意用眼卫生和口腔卫生,端正坐、立、行姿势,预防近视、龋齿和肠道寄生虫等。

(3) 加强品德教育:培养良好的心理素质和性情,陶冶高尚情操。

(4) 防止意外事故:防治精神、情绪和行为等方面的问题。

七、青　春　期

从第二性征出现到生殖功能基本发育成熟、身高停止增长的时期称为青春期。一般女孩从 11~12 岁开始到 17~18 岁;男孩从 13~14 岁开始到 18~20 岁。

1. 特点　此期生长发育呈现第二个生长高峰,第二性征逐渐明显,是小儿生长发育的最后阶段,也是决定性格、体质、心理、智力发育和发展的关键时期。

2. 保健措施

(1) 供给充足营养:指导和提供充足的营养,避免因偏食、不吃早餐导致营养不良,影响体格发育和引起贫血等。

(2) 培养良好的生活、卫生习惯:养成健康的生活方式,避免不良嗜好,坚持体育锻炼。

(3) 加强法制和品德教育:培养正确的世界观、人生观、价值观。

(4) 性知识教育:进行性知识、青春期卫生和心理卫生的正面教育,以去除青少年对性的困惑。

(5) 防止意外事故:防治各种不良心理行为问题。

【思考题】

(1) 简述小儿年龄分期及各期小儿的特点。

(2) 简述各期儿童保健措施。

第二节　计划免疫

【见习要求】

通过临床见习,加深对本节理论知识的理解,进一步掌握儿童计划免疫的程序和进行预防接种的注意事项,熟悉预防接种的反应处理及计划免疫的管理。

【见习内容】

基础免疫程序及计划免疫的管理。

【见习方法】

临床见习。教师带领学生观看不同年龄阶段儿童免疫接种和讲解预防接种的反应处理后,学生分组讨论计划免疫的管理;最后教师总结或点评。

预防接种是儿童计划免疫的核心。我国卫生部规定,小儿在 1 岁内必须完成卡介苗、脊髓灰质炎疫苗、百白破混合制剂、麻疹疫苗和乙肝疫苗接种的基础免疫(表 3-1)。

表 3-1 我国卫生部规定的儿童计划免疫程序

儿童年(月)龄	需要接种制品名称(或剂次)	主要预防的疾病
出生	卡介苗、乙型肝炎疫苗 1	结核病
满 1 个月	乙型肝炎疫苗 2	乙型肝炎
满 2 个月	脊髓灰质炎疫苗 1	小儿麻痹症
满 3 个月	脊髓灰质炎疫苗 2、百白破三联 1	
满 4 个月	脊髓灰质炎疫苗 3、百白破三联 2	
满 5 个月	百白破三联 3	百日咳、白喉、破伤风
满 6 个月	乙型肝炎疫苗 3	
满 8 个月	麻疹疫苗	麻疹
1.5~2 岁	百白破混合制剂	
4 岁	脊髓灰质炎疫苗	
7 岁	麻疹疫苗	
	吸附精制白喉破伤风二联类毒素	

一、儿童计划免疫程序及注意事项

(一) 结核病

1. 接种疫苗 卡介苗。

2. 接种方法 部位为左上臂三角肌上缘;方法为皮内注射;剂量 0.1ml。

3. 初种年龄 生后 2~3 天。

4. 禁忌证 患结核病、急性传染病、心脏病、肾炎、皮肤病者;有过敏史者;肝功能异常者;免疫缺陷者。

5. 注意事项 2 个月以上婴儿接种前应做 PPD 试验,阴性者才能接种。

(二) 脊髓灰质炎

1. 接种疫苗 脊髓灰质炎减毒活疫苗。

2. 接种方法 方法为口服;剂量为每次一丸。

3. 初种年龄 第一次 2 个月,第二次 3 个月,第三次 4 个月。

4. 复种 4 岁时加强一次。

5. 禁忌证 患肿瘤、免疫缺陷、长期进行免疫抑制剂治疗者;发热、腹泻、急性传染病者。

6. 注意事项 冷开水送服或含服,服后 1 小时内禁热饮。

(三) 麻疹

1. 接种疫苗 麻疹减毒活疫苗。

2. 接种方法 部位为上臂外侧;方法为皮下注射;剂量为 0.2ml。

3. 初种年龄 8 个月以上易感儿。

4. 复种 7 岁时加强一次。

5. 禁忌证 发热、鸡蛋过敏、对新霉素过敏者;患肿瘤、免疫缺陷、长期进行免疫抑制剂治疗者。

6. 注意事项 接种前1个月及接种后2周避免用丙种球蛋白、胎盘球蛋白制剂。

(四) 百日咳、白喉、破伤风

1. 接种疫苗 百日咳菌液、白喉类毒素、破伤风类毒素混合制剂。

2. 接种方法 部位为三角肌或三角肌下缘。方法为有吸附制剂者,肌内注射;无吸附制剂者,皮下注射。剂量0.5ml。

3. 初种年龄 第一次3个月,第二次4个月,第三次5个月。

4. 复种 1.5~2岁用百白破混合制剂、7岁用吸附白破二联类毒素各加强一次。

5. 禁忌证 发热、有明确过敏史、免疫缺陷、神经系统疾病、急性传染病者;90天内接受过免疫球蛋白治疗者。

6. 注意事项 2次接种间隔4~12周。

(五) 乙型肝炎

1. 接种疫苗 乙型肝炎疫苗。

2. 接种方法 部位为三角肌;方法为肌内注射;剂量为5μg。

3. 初种年龄 第一次出生时,第二次1个月,第三次6个月。

4. 禁忌证 肝炎、急性传染病、其他严重疾病者。

5. 注意事项 如果母亲为HbsAg阳性,婴儿应在出生后12小时内接种疫苗。

二、预防接种的反应及处理

(一) 一般反应

1. 局部反应 局部反应包括:①接种后数小时至24小时左右,注射部位可发生红、肿、热、痛现象,有时还伴有局部淋巴结肿大或淋巴管炎。轻者不必处理,重者局部可用干净毛巾热敷,并抬高患肢。②卡介苗接种后2周左右局部可出现红肿浸润,后变成小脓疱,8~12周后自然出现结痂,脱痂后留下一个小瘢痕,这是正常反应。形成小脓疱时切不可挤或挑破,注意干燥和清洁。6~8周显现PPD试验阳性。

2. 全身反应 一般于接种后24小时内小儿体温可不同程度的升高,多增高到37.5~38.5℃。可对症处理,给予休息,多饮水;高热持续不退应到医院诊治。个别小儿接种后还常伴有恶心、呕吐、腹痛、腹泻等症状,无需做特殊处理。

(二) 异常反应

1. 超敏反应

(1)过敏性休克:一般于注射后数秒或数分钟内发生,表现为面色苍白、口周青紫、烦躁不安、出冷汗、四肢冰冷、呼吸困难、脉搏细速、恶心呕吐、大小便失禁以至昏迷。如不及时抢救,可在短期内危及生命。应使患儿平卧,头稍低,注意保暖,吸氧,并立即皮下或静脉注射1∶1000肾上腺素溶液0.5~1ml,必要时可重复注射,病情稍稳定后,应尽快转至医院继续治疗。

(2)过敏性皮疹:以荨麻疹最多见,一般于接种后几小时至几天内出现。服用抗组胺药即可。

2. 晕厥 个别小儿在接种时或接种后数分钟突然发生晕厥,表现为面色苍白、大汗淋漓、手足发凉,多发生在空腹、精神紧张的注射者中。此时应立即使患儿平卧,头稍低,给予少量热开水或糖水,在短时间内即可恢复正常。

3. 全身感染 有严重原发性免疫缺陷或继发性免疫功能遭受破坏者,接种活疫苗后可扩散为全身感染。

三、计划免疫的管理

(一) 疫苗储存

疫苗冷藏保存,一般保存在2~8℃冰箱内。脊髓灰质炎减毒活疫苗在-10℃冰箱内冷冻保存,使用时先放置在8℃以下的冰箱内解冻后才能使用;如放置在2~8℃冰箱内则不应超过30天。

(二) 接种前准备

接种人员应是专职保健的医务人员,熟悉疫苗接种的禁忌证、接种方法和注意事项;还要了解小儿健康情况,进行必要体检。做好接种及急救物品的准备工作。

(三) 接种时护理

1. 严格执行免疫程序 掌握接种的剂量、次数、间隔时间和不同疫苗的联合免疫方案。

2. 严格执行查对制度 每次接种前应检查药液的有效期、药液是否有颜色变化。

3. 严格执行操作规程 做到一人一针;接种活菌苗、疫苗时只用75%酒精消毒皮肤,而且待干后再接种,以防活菌苗、疫苗被灭活。接种完成后,根据防护原则妥善处理注射器和针头,剩余药液废弃,活疫苗烧毁。

4. 准确记录接种情况,交代接种后的注意事项及处理措施。书面预约下次接种日期。

【思考题】

(1) 简述儿童基础免疫程序及计划免疫的管理。

(2) 简述儿童预防接种反应及处理方法。

(黄娟娟)

第四章　小儿营养

第一节　能量与营养素的需要

【见习要求】

通过见习,加深对本节理论知识的理解,进一步掌握小儿能量及营养素的需求特点。

【见习内容】

小儿能量及营养素的需求。

【见习方法】

观看录像。教师带领学生观看小儿能量和营养素需求以及各种营养素的作用录像后,学生分组讨论小儿能量及营养素的需求特点;最后教师指导或总结。

一、能量的需要

蛋白质、脂肪及碳水化合物是供给能量的三大营养素,它们在体内的产能分别为4、9、4kcal/g。小儿基础代谢、食物特殊动力作用、活动、生长发育和排泄需要能量供应,五个方面能量的总和为小儿总需要能量。

(一) 基础代谢

小儿新陈代谢旺盛,基础代谢较成人高10%~15%,婴幼儿时期基础代谢的能量需要占总能量的50%~60%。1岁以内小儿约需55kcal/(kg·d);7岁小儿需44kcal/(kg·d);12岁时需30kcal/(kg·d),接近成人。

(二) 食物的特殊动力作用

婴儿摄入的食物中蛋白质含量较高,此项能量约占总能量的7%~8%。

(三) 活动

小儿活动所需能量与其身体大小、活动强度、活动持续时间、活动类型有关,个体差异较大。婴儿需15~20kcal/(kg·d),12~13岁时需30kcal/(kg·d)。

(四) 生长发育

生长发育消耗的能量与小儿的生长速度成正比,占总能量的25%~30%,婴儿期增长最快,6个月以内的婴儿约需40~50kcal/(kg·d),6月至1岁需15~20kcal/(kg·d)。

(五) 排泄

正常情况下未经消化吸收的食物损失约占总能量的10%,腹泻时增加。

总能量需求存在个体差异,可根据小儿年龄、体重、生长速度估计每天所需能量:一周内新生儿约为60kcal/(kg·d),第2~3周约为100kcal/(kg·d),1岁以内婴儿约为110kcal/(kg·d),以后每增加3岁约减少10kcal/(kg·d),15岁时为60kcal/(kg·d)。

二、营养素的需要

人体对营养素的需要包括对蛋白质、脂类、碳水化合物、维生素与矿物质、水、膳食纤维的需要。蛋白质、脂类、碳水化合物三种营养素为产能营养素。

(一) 蛋白质

婴幼儿时期生长发育旺盛,处于正氮平衡,需要蛋白质相对多。母乳喂养的婴儿需 2g/(kg · d),牛乳喂养需 3.5g/(kg · d),混合喂养需 4g/(kg · d)。1 岁以后供给量逐渐减少,幼儿及学龄前小儿需 2.5~3g/(kg · d),至青春期又增加。小儿蛋白质所供能量约占每日总能量 10%~15%。

(二) 脂类

婴儿约需脂肪 4~6g/(kg · d),占总能量的 35%~50%。2 岁以上儿童由脂肪供能不应超过总能量的 30%,而且饱和脂肪酸和多不饱和脂肪酸提供的能量应<10%。

(三) 碳水化合物

婴儿需要量约为 10~12g/(kg · d),产生的能量占总能量 50%~60%。碳水化合物产能>80%或<40%都不利于健康。

(四) 维生素和矿物质

脂溶性维生素(A、D、E、K)可储存于体内,排泄慢,缺乏时症状出现较迟,过量易导致中毒。水溶性维生素(B 族和 C)不易储存,需每日供给。

矿物质可分为常量元素和微量元素。前者含量相对较高,后者在体内含量很少,其中碘、锌、硒、铜、钼、铬、钴、铁为人体必需微量元素。

(五) 水

儿童水的需要量与能量摄入、食物种类、肾功能成熟度、年龄等因素有关。婴儿体内含水量为 75%~80%,较成人(55%~60%)高。小儿生长发育旺盛,需水量多。婴儿需水 150ml/(kg · d),以后每 3 岁约减少 25ml/(kg · d),至成人需 40~45ml/(kg · d)。

(六) 膳食纤维

小儿适宜的摄入量为 20~35g/d。

【思考题】

简述小儿能量与营养素需求特点。

第二节　婴儿喂养方法

【见习要求】

通过临床见习,加深对本节理论知识的理解,掌握婴儿喂养方法及护理重点。

【见习内容】

婴儿喂养方法。

【见习方法】

临床见习。教师带领学生采集临床婴儿的喂养史,学生分组讨论婴儿喂养方法及护理注意事项;最后教师总结或点评。

一、母乳喂养

(一)母乳的成分

1. 初乳 指产后5天以内的乳汁。量少、色淡黄、略稠、碱性,每日量约15~45ml;含脂肪较少而富含免疫球蛋白,微量元素和免疫物质多。

2. 过渡乳 指产后6~10天的乳汁。总量增多,脂肪含量高,蛋白质与矿物质逐渐减少。

3. 成熟乳 指产后11天至9个月的乳汁。总量达高峰,泌乳总量每天可达700~1000ml,含蛋白质更少。

4. 晚乳 指产后10个月以后分泌的乳汁。分泌量少,营养价值下降。

(二)母乳喂养的优点

1. 营养价值高 各成分比例适宜,易于消化、吸收和利用,是婴儿最适宜的天然营养品。

2. 增强婴儿免疫力 母乳中含有分泌型IgA、较多乳铁蛋白、溶菌酶、双歧因子、巨噬细胞、补体等成分,可抑制大肠杆菌和白色念珠菌生长。

3. 喂哺方便易行 直接喂哺,温度适宜,经济方便,不易污染。

4. 增进母婴情感交流 母乳喂养能使婴儿得到更多母爱和母婴感情的交流,增强婴儿的安全感。

5. 有利于母亲早日康复 母乳喂养时可产生催乳激素,促进子宫收缩,加速子宫复旧,抑制排卵,减少乳腺癌和卵巢肿瘤的发生。

(三)母乳喂养的护理

1. 鼓励母乳喂养,帮助其提高喂养能力

2. 维护乳母健康,促进母乳分泌

3. 指导哺乳技巧

(1)建立母乳喂养:建立诱导催乳素分泌的条件反射,包括尽早开奶、按需哺乳,通过新生婴儿有力的吸吮促进母亲乳汁分泌。

(2)哺乳前做好清洁准备:乳母洗手和用温水毛巾清洁乳头、乳晕。

(3)哺乳姿势:母亲以全身肌肉放松、体位舒适为宜;哺乳时间每次15~20分钟;哺乳后将婴儿直立抱起,头部靠在母亲肩上,轻拍其背部,使胃内空气排出以防溢乳;婴儿不应口含乳头睡觉,以防小儿窒息;两侧乳房先后交替进行哺乳,吸空一侧乳房后再换另一侧。

(4)乳房卫生:保持乳房清洁,防止乳头、乳房疾病。

4. 掌握哺乳时间 新生婴儿可在产后15分钟至2小时内尽早开奶;婴儿2个月之前,提倡按需哺乳;之后每2~3小时喂哺一次,逐渐延长到两次喂哺间隔3~4小时,夜间逐渐停喂一次,6~7次/日,每次15~20分钟;4~5个月可减至5次/日。

5. 不宜哺乳的情况 乳母患急、慢性传染病、活动性肺结核等消耗性疾病或严重的心、肾疾病等不宜喂哺。

6. 评估乳量是否充足 如哺乳前乳房不胀,喂哺时间过短或过长,哺乳后小儿睡眠时间短并不安,常哭闹,体重不增或增长缓慢,均为母乳量不足,应查找原因加以纠正。

7. 把握断奶时间 婴儿生后4~6个月开始添加辅食,逐渐减少哺乳次数,增加辅食;一般于生后10~12个月完全断奶;遇炎热季节或患病可适当延迟,但不宜超过1.5岁。

二、部分母乳喂养

部分母乳喂养分为补授法和代授法两种情况。

（一）补授法

补授法指补充母乳量不足的方法。即母乳喂哺次数不变,每次哺母乳后再根据小儿需要适当补充代乳品,补授的乳量由小儿食欲及母乳量多少而定。

（二）代授法

代授法指用代乳品 1 次或数次代替母乳的方法。仍应以母乳为主,每天母乳喂哺次数最好不少于 3 次。

三、人 工 喂 养

（一）常用乳品及其配置方法

1. 鲜牛乳

（1）鲜牛乳的配制:鲜牛乳要经稀释、加糖、煮沸后才适合于婴儿的营养需求与消化能力。

（2）奶量计算:以每日所需总能量和总液量计算。婴儿需要总能量 110kcal/(kg·d),需水量 150ml/(kg·d)。

例:体重为 5kg 的婴儿采用 5%糖牛乳喂养:

每日需总能量:110kcal/kg×5 kg=550kcal

每 100ml 牛乳所含能量为 66kcal

100ml 5%糖牛乳提供能量:66kcal+4kcal/g×5g=86kcal

每日需牛乳总量:100ml×550kcal /86kcal≈640ml

每日需水量:150ml/kg×5kg=750ml

牛乳以外需水量:750ml-640ml=110ml

将全日牛乳量和水量平均分次喂养。

2. 乳制品

（1）全脂奶粉:食用时加水稀释,按重量 1∶8 或按体积 1∶4 加水可冲调成全牛乳。不适合于婴儿的喂哺。

（2）婴儿配方奶粉:全脂奶粉经改变成分使其接近人乳,直接加水即可食用。在不能进行母乳喂养时,配方乳为优先选择的乳类来源。

（3）羊乳:一般用于对牛乳过敏者,不适合于新生儿的喂哺。

3. 其他代乳品 包括豆浆、豆浆粉等。

（二）人工喂养的护理和注意事项

1. 评估婴儿 选择合适的代乳品和评估婴儿食量。

2. 选用合适的奶嘴和奶瓶 奶嘴的软硬度和奶嘴孔的大小应适宜,倒置时液体呈滴状连续滴出为宜。

3. 加强食具卫生 一切食具每次喂哺后应清洗、煮沸消毒。

4. 测试乳液的温度 每次哺乳前将乳汁滴于成人手背或手腕处测试乳汁的温度,以不烫手为宜。

5. 避免吸入空气　喂奶时将婴儿斜靠于怀中，奶瓶呈斜位，使奶嘴及奶瓶前半部充满乳汁；喂哺完毕轻拍婴儿背部，促使其将咽下的空气排出。

6. 及时调整乳量　婴儿食量存在个体差异，应观察婴儿进食情况，随时调整乳量。

四、辅助食物的添加

大于 4 个月的婴儿，应及时添加辅食，以保证婴儿的生长，为断奶做准备。

（一）辅食添加的原则

1. 由少到多　如蛋黄由 1/4 个开始，5～7 天后如果无不良反应可增至 1/3～1/2 个，以后逐渐增加到 1 个。

2. 由稀到稠　从乳类开始，到稀粥，再到软饭。

3. 由细到粗　增添绿叶蔬菜应从菜汤到菜泥，乳牙萌出后可试食碎菜。

4. 由一种到多种　不能同时添加几种食物，以免引起腹泻。

5. 选择适合时机　应在婴儿健康、消化功能正常时逐步添加；天热或患病期间应减少辅食量或暂不添加辅食，以免造成消化不良。

6. 精心烹调　添加的食品应单独制作，不要以成人食物代替辅食。

（二）辅食添加的顺序

1. 1～3 个月　可添加水果汁、菜汤、鱼肝油，补充维生素和矿物质。

2. 4～6 个月　可添加米汤、米糊、稀粥、蛋黄、鱼泥、豆腐等泥状食物，补充能量，锻炼小儿从流质过渡到半流质食物。

3. 7～9 个月　可添加粥、烂面、饼干、蛋、鱼、肝泥、肉末等末状食物，补充能量，并由半流质过渡到固体食物。

4. 10～12 个月　可添加稀粥、软饭、面条、馒头、面包、碎肉等食品直至断奶。

【思考题】

（1）婴儿喂养方式有哪几种？

（2）简述小儿辅食添加的原则。

（3）简述母乳喂养的优点和护理要点。

第三节　小儿营养状况评估

【见习要求】

通过临床见习，加深对本节理论知识的理解，掌握小儿营养状况评估的方法及结果评价。

【见习内容】

小儿营养状况评估。

【见习方法】

临床见习。学生分组对不同年龄阶段小儿进行营养状况的评估、讨论后，派代表汇报评价结果；最后由教师点评或总结。

一、健康史询问

详细询问小儿进食情况，包括每日进食量、品种、次数、调奶方法等，有无营养缺乏症状如消瘦、出汗、面色苍白、夜惊等，有无添加辅食，添加的种类及量，有无偏食习惯，有无腹泻或便秘等。

二、营养调查

营养调查包括膳食调查、体格检查及体格发育评估、实验室检查。

(一) 膳食调查

1. 调查方法 包括询问法、记账法、称重法。

(1) 称重法:实际称量各餐进食量,以生/熟比例计算实际摄入量。查“食物成分表”得出今日主要营养素的量(人均量),此法准确但较复杂,多用于科研。

(2) 记账法:根据每天各类食物消耗量及每餐用餐人数,计算每人每天进食各类食物量,换算成各类营养素和能量,再计算各类营养素平均供给量。记账法简单易行但准确性较差,适用于集体机构的膳食调查。

(3) 询问法:通过问答方式,调查近3天的饮食情况,按每日固定食物、辅助食物依次询问,使资料尽量完整。询问法又分24小时回忆法、膳食史法和食物频度法了解膳食习惯。该法简单易于临床使用,常用于对散居儿童的调查。

2. 结果评价 将膳食调查的结果与推荐供给量进行比较,全面分析小儿营养状况。

(1) 能量及营养素摄入量:每日摄入总能量达到推荐量的90%以上为正常;低于80%为不足;营养素、矿物质、维生素摄入量需达到80%以上,若低于70%为摄入不足。

(2) 产能物质的比例:要求三大产能物质比例适当,蛋白质占10%~15%,脂肪占25%~30%,碳水化合物占50%~60%。

(3) 膳食能量分配:每日三餐食物供能应适当,早餐占25%~30%,午餐占35%~45%,点心占10%,晚餐占25%~30%。

(二) 体格检查及体格发育评估

1. 体格检查 对小儿进行全面体检,检查有无营养素缺乏的早期体征。

2. 体格发育状况评估 通过对小儿的体重、身高(长)、头围、胸围、皮下脂肪厚度、上臂围等进行测量,掌握小儿的生长发育状况,间接评估小儿的营养水平。

(三) 实验室检查

了解机体某种营养素储存、缺乏水平。通过实验方法测定小儿体液或排泄物中各种营养素及其代谢产物或其他有关的化学成分,了解食物中营养素的吸收利用情况。

【思考题】

如何评估小儿的营养状况?

(黄娟娟)

第五章　儿科护理技术操作

【见习要求】

通过临床见习，学会儿科常用护理技术操作的方法，温箱和蓝光箱的使用。

【见习内容】

更换尿布法、婴儿盆浴法、约束保护法、头皮静脉输液法、经外周导入中心静脉置管、股静脉穿刺法、婴幼儿灌肠法、温箱使用法、光照疗法。

【见习方法】

在医院新生儿病房，由带教老师集中讲解和示范各项儿科护理技术操作的方法；或在校内技能培训室先由教师示教，再将学生分组练习，教师随时给予指导，最后请1名学生复示，师生共同点评。

第一节　更换尿布法

一、目　　的

保持小儿臀部皮肤清洁、干燥，预防尿布皮炎发生或使原有的尿布皮炎逐步愈合。

二、准　　备

1. 护士准备　了解患儿诊断，观察臀部皮肤情况，操作前洗手。

2. 物品准备　尿布、尿布带，小毛巾、必要时备小盆及温水，有尿布皮炎时备1∶5000高锰酸钾溶液，按臀部皮肤情况准备治疗药物（如油类、软膏、抗生素）及烤灯等。

3. 环境准备　病室温度、湿度适宜，避免穿堂风。

三、操作方法和注意事项

操作方法和注意事项见表5-1。

表5-1　操作方法和注意事项

操作方法	注意事项
1. 携用物至床旁，放下床栏，揭开盖被，解开尿布，露出臀部 2. 打开污尿布，观察小便、大便的量、色、大便性质（必要时留取标本送检） 3. 以原尿布上端洁净处轻拭会阴及臀部，并反折垫于臀部下面。如有粪便，用温水洗净、小毛巾吸干 4. 用一手轻提双足，使臀部略抬高，另一手取出污尿布，再将清洁尿布垫于腰下，放下双足；尿布的底边两角折到腹部，两腿间的一角上拉，系好尿布带；拉平衣服，整理盖被和床单位，拉上床栏 5. 整理用物，洗手并做好记录	1. 选择质地柔软、透气性好、吸水性强的棉质白色尿布，或采用一次性尿布，以减少对臀部皮肤的刺激 2. 动作应轻快，避免过度暴露 3. 双足不可过高提起，以免胃内容物倒流；避免提起患儿一只脚更换尿布，以免动作过猛致关节脱位 4. 尿布包扎应松紧合适，防止因过紧而影响患儿活动或过松造成大便外溢 5. 采用烤灯照射时，灯管距臀部皮肤为35～50cm，防止烫伤

第二节 婴儿沐浴法

一、目 的

保持小儿皮肤清洁、舒适,促进皮肤血液循环和皮肤排泄。

二、准 备

1. 护士准备 了解患儿病情、意识状态,测量体温,检查全身皮肤情况,操作前洗手。

2. 物品准备

(1) 婴儿尿布、衣服、大毛巾、毛巾被及包布、系带、小面巾1块、浴巾2块。

(2) 护理盘:梳子、指甲剪、棉签、液状石蜡、50%乙醇溶液、爽身粉、肥皂。

(3) 浴盆:内备温热水(2/3满),水温在冬季为38~39℃,夏季为37~38℃,备水时水温稍高2~3℃。

(4) 其他:磅秤、必要时准备床单、被套、枕套等。

3. 患儿准备 沐浴于喂奶前或喂奶后1小时进行,以防呕吐和溢奶。

4. 环境准备 关闭门窗,调节室温在27℃左右。

三、操作方法和注意事项

操作方法和注意事项见表5-2。

表5-2 操作方法和注意事项

操作方法	注意事项
1. 抱小儿至沐浴处 脱衣,保留尿布,测量体重并记录,用大毛巾包裹小儿全身 2. 擦洗面部 用小面巾从内眦向外眦擦拭眼睛,然后擦耳,最后擦面部(额部→鼻翼→面部→下颏),擦时禁用肥皂,用棉签清洁鼻孔 3. 擦洗头部 抱起小儿,用左手托住头颈部,拇指与中指分别将小儿双耳郭折向前方,轻轻按住,堵住外耳道口,左臂及腋下夹住小儿臀部及下肢(图5-1);右手搓皂洗头、颈、耳后,然后用清水冲洗干净,并用大毛巾擦干头发。较大婴儿,可用前臂托住婴儿上半身,下半身托于护士腿上(图5-2) 4. 打开大毛巾,除去尿布,以左手握住小儿左肩及腋窝处,使其头颈部枕于操作者前臂;用右手握住患儿左大腿处,使其臀部位于护士手掌上,轻放小儿于水中(图5-3) 5. 松开右手,用浴巾淋湿小儿全身,抹肥皂按顺序洗颈下、胸、腹、腋下、臂、手、会阴、臀部、腿、脚。在清洗过程中,护士左手始终将患儿握牢,随洗随冲净,同时观察皮肤有无异常情况 6. 以左手从小儿前方握住小儿左肩及腋窝处,使其头颈部俯于操作者左前臂,右手抹肥皂清洗小儿后颈及背部,以水冲净(图5-4) 7. 洗毕,迅速将患儿依照放入水中的方法抱出,用大毛巾包裹全身并将水分吸干,必要时用棉签蘸水擦净女婴大阴唇及男婴包皮处污垢 8. 为小儿穿衣垫尿布,必要时修剪指甲,抱回病床,必要时更换床单位用品,整理用物,洗手并做好记录	1. 动作轻快,减少暴露,注意保暖 2. 水或肥皂沫不得进入耳、眼内 3. 不可用力清洗患儿头顶部的皮脂结痂,可涂液状石蜡浸润,待次日予以清洗 4. 防止婴儿在盆内滑跌,清洗过程中始终握牢婴儿 5. 沐浴时注意观察哭声、活力、皮肤、脐带等情况

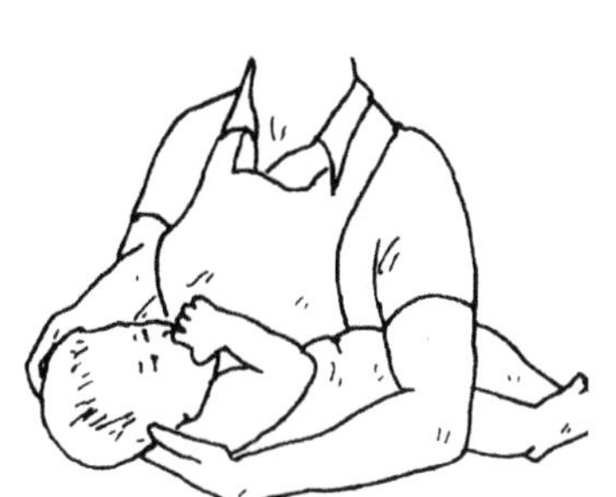

图 5-1　小婴儿洗头发

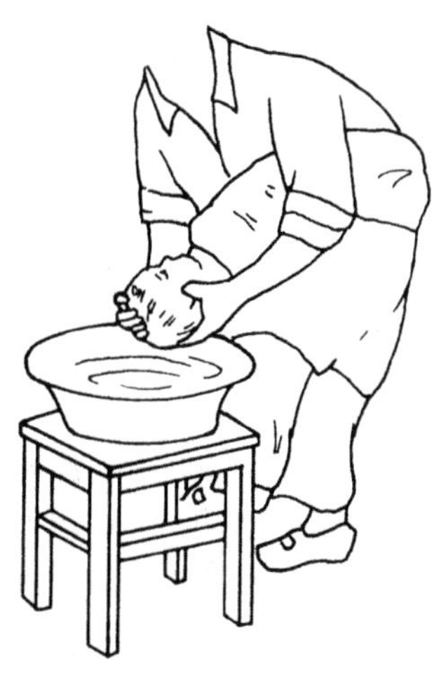

图 5-2　较大婴儿洗头发

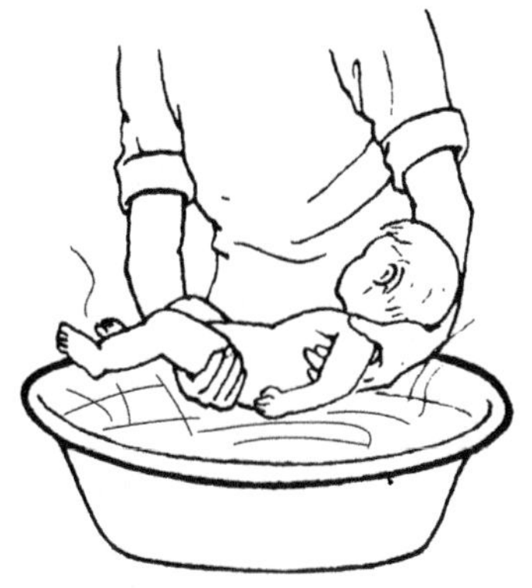

图 5-3　婴儿出、入浴盆法

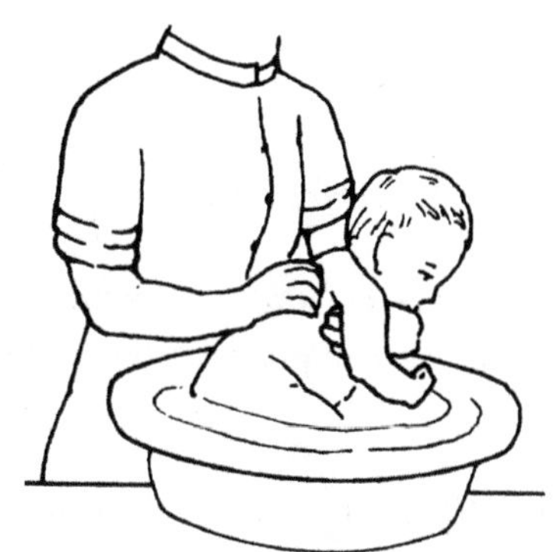

图 5-4　婴儿洗背时的扶持

第三节　约束保护法

一、目　　的

(1) 限制小儿活动,以利诊治。

(2) 保护躁动不安的小儿以免发生意外。

二、准　　备

1. 护士准备　了解患儿病情,做好家长说服、解释工作,以取得合作。

2. 物品准备

(1) 全身约束:大毛巾或床单。

(2) 手或足约束:约束带。

(3) 沙袋约束:2. 5kg 沙袋(用便于消毒的橡皮布缝制)、布套。

三、操作方法和注意事项

操作方法和注意事项见表 5-3。

表 5-3 操作方法和注意事项

操作方法	注意事项
全身约束法 方法一： 1. 折叠大毛巾(或床单)以能盖住小儿肩至脚跟部的宽度 2. 把小儿放于大毛巾中间,将大毛巾一边紧裹小儿一侧上肢、躯干和下肢,经胸、腹部至对侧腋窝处,再将大毛巾整齐地压于小儿身下 3. 大毛巾另一边紧裹小儿另一侧手臂,经胸压于背下(图 5-5),如小儿活动剧烈,可用布带围绕双臂打活结系好 方法二： 1. 折叠大毛巾(或床单)使宽度能盖住小儿由肩至脚跟部 2. 将小儿放在大毛巾中央,将大毛巾一边紧紧包裹小儿手臂并从腋下经后背到达对侧腋下拉出,再包裹对侧手臂,多余部分压至身下 3. 大毛巾另一边包裹小儿,经胸压于背下(图 5-6) **手或足约束法** 1. 置小儿手或足于 T 型约束带横边中间,将两端绕手腕或踝部对折后系好,松紧度以手或足不易脱出且不影响血液循环为宜 2. 将 T 型约束带竖边系于床缘上 **砂袋约束法** 根据需要约束固定的部位不同,决定砂袋的摆放位置 1. 需固定头部、防止其转动时,用两个沙袋呈"人"字形摆放在头部两侧 2. 需保暖、防止小儿将被子踢开,可将两个砂袋分别放在小儿两肩旁,压在棉被上 3. 需侧卧、避免其翻身时,将砂袋放于小儿背后	1. 绑扎或包裹松紧适宜,避免过紧损伤小儿皮肤、影响血运,过松则失去约束意义 2. 约束期间,随时注意观察约束部位皮肤颜色、温度,掌握血液循环情况 3. 保持小儿姿势舒适,定时给予短时的姿势改变,减少疲劳

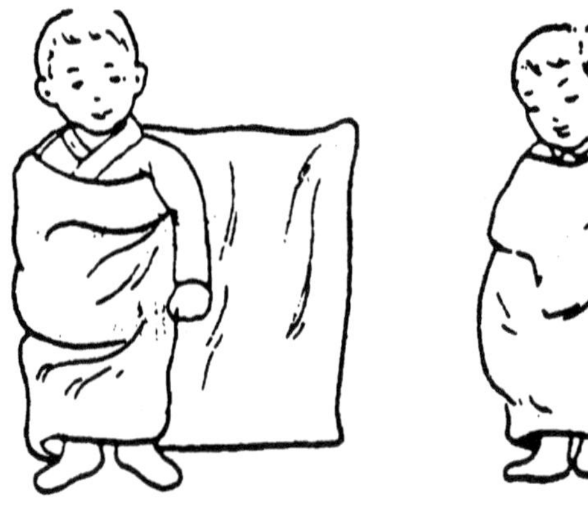

图 5-5 全身约束法一

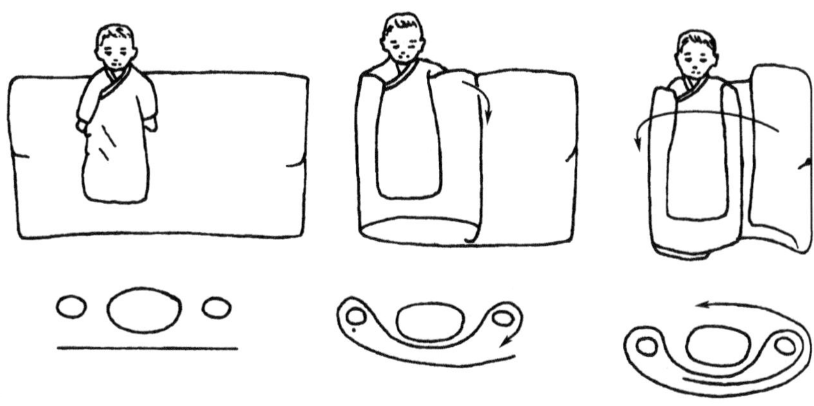

图 5-6　全身约束法二

第四节　头皮静脉输液法

一、目　的

(1) 补充液体、营养,维持体内水、电解质平衡。

(2) 使药物快速进入体内。

二、准　备

1. 护士准备　了解患儿病情、年龄、意识状态、对输液的认识程度、心理,观察穿刺部位的皮肤及血管状况;根据患儿的年龄做好解释工作;操作前洗手、戴口罩。

2. 物品准备

(1) 输液器、液体及药物。

(2) 治疗盘内置:碘伏、棉签、弯盘、胶布、头皮针、无菌巾内放已吸入生理盐水或 10% 葡萄糖溶液 10ml 的注射器。

(3) 其他物品:剃刀、污物杯、肥皂、纱布、治疗巾,必要时备砂袋或约束带。

3. 患儿准备　给婴儿更换尿布,协助幼儿排尿,顺头发方向剃净局部毛发。

4. 环境准备　清洁、宽敞、明亮,操作前半小时停止扫地及更换床单。

三、操作方法和注意事项

操作方法和注意事项见表 5-4。

表 5-4　操作方法和注意事项

操作方法	注意事项
1. 在治疗室核对、检查药液、输液器,按医嘱加入药物,并将输液器针头插入输液瓶塞内,关闭调节器	1. 严格执行查对制度和无菌技术操作原则,注意药物配伍禁忌
2. 携用物至患儿床旁,核对患儿,再次查对药液,将输液瓶挂于输液架上,排尽空气	2. 针头刺入皮肤,如未见回血,可用注射器轻轻抽吸以确定回血;因血管细小或充盈不

续表

操作方法	注意事项
3. 将枕头放在床沿,使患儿横卧于床中央,必要时用全身约束法约束患儿 4. 如两人操作,则一人固定患儿头部,另一人穿刺。穿刺者立于患儿头端,消毒皮肤后,用注射器接头皮针,驱除气体后,一手绷紧血管两端皮肤,另一手持针在距静脉最清晰点向后移 0.3cm 处将针头沿静脉向心方向平行刺入皮肤,然后将针头稍挑起,沿静脉走向徐徐刺入,见回血后推液少许,如无异常,用胶布固定 5. 取下注射器,将头皮针与输液器相连接,调节滴速,并将头皮针软管弯绕于患儿头上适当位置,胶布固定 6. 再次查对液体及输液卡并签名,记录执行时间 7. 整理用物并洗手	全而无回血者,可试推入极少量液体,如畅通无阻,皮肤无隆起及变色现象,且点滴顺利,证实穿刺成功 3. 穿刺中注意观察患儿的面色和一般情况 4. 根据患儿病情、年龄、药物性质调节输液速度;观察输液情况,如速度是否合适,局部有无肿胀,针头有无移动、脱出,瓶内溶液是否滴完,各连接处有无漏液,以及有无输液反应发生

第五节 经外周导入中心静脉置管

一、目 的

(1) 补充液体、营养。

(2) 使药物快速进入体内。

二、准 备

1. 护士准备 了解患儿病情、年龄、意识状态、对输液的认识程度、心理状态,观察穿刺部位的皮肤及血管状况;根据患儿的年龄做好解释工作;操作前洗手、戴口罩。

2. 物品准备 PICC 穿刺包(包括套管针和硅胶导管)、输液器、10ml 注射器、皮肤消毒剂、胶布、止血带、2 副无菌手套、生理盐水、肝素盐水稀释液(1U/ml)、肝素帽、液体及药物。

3. 患儿准备 平卧,手臂外展呈 90°。因贵要静脉直粗、静脉瓣较少,为常用穿刺静脉。

4. 环境准备 清洁、宽敞,操作前半小时停止扫地及更换床单。

三、操作方法和注意事项

操作方法和注意事项见表 5-5。

表 5-5 操作方法和注意事项

操作方法	注意事项
1. 选择合适静脉并外部测量置管长度: (1) 上腔静脉测量法:从预穿刺点沿静脉走向到右胸锁关节再向下至第三肋间隙 (2) 锁骨下静脉测量法:从预穿刺点沿静脉走向到胸骨切迹,再减去 2cm (3) 下肢静脉测量法:从预穿刺点沿静脉走向到腹股沟,再向上到横膈至剑突尖端	1. 首选贵要静脉,其次是头静脉,新生儿可选大隐静脉、小隐静脉 2. 严格执行无菌操作技术 3. 穿刺过程注意观察有否心律失常、心脏填塞等导管尖端进入右心房的表现。置管完毕,需做 X 线透视观察导管位置,正确后方可使用

续表

操作方法	注意事项
2. 建立无菌区,准备穿刺物品并消毒穿刺点皮肤: (1) 打开 PICC 导管包,戴手套;准备肝素帽,抽吸生理盐水和肝素液 (2) 将治疗巾垫于穿刺肢体下 (3) 消毒穿刺点:先用75%乙醇溶液消毒3次,再以2%碘酒消毒3次,范围为10cm×10cm (4) 更换手套,铺孔巾及治疗巾 (5) 用生理盐水冲洗导管,润滑亲水性导丝,按预计导管长度修剪导管 3. 穿刺置管: (1) 助手在穿刺肢体扎上止血带,使静脉充盈 (2) 将保护套从穿刺针上去掉,施行静脉穿刺置管。一手绷紧皮肤,一手持穿刺针,穿刺时进针角度约20°,在血管上方直刺血管,见回血降低角度再进少许,压迫导管尖端上方1cm处之血管,退出针芯,送导管至预计长度,退出套管,导管外翼夹住导管紧贴皮肤,用透明贴膜覆盖或无菌纱布固定。以肝素帽封管 4. 整理用物,洗手并记录	4. 穿刺处用无菌透明膜固定,防止出血。透明膜应在导管置入第1个24小时更换,以后每两天换1次,如有污染、潮湿、脱落,随时更换 5. 保持导管牢固连接,注意预防空气栓塞 6. 每天用肝素生理盐水冲洗导管一次,抽血后应立即冲洗,输液后用生理盐水10ml冲管再用稀释肝素封管。每日更换输液器 7. 注意观察穿刺点有无红、肿、热、痛,液体渗出或硬结,防止发生静脉炎。如穿刺部位有炎症反应、疼痛和原因不明发热者应拔出导管 8. 拔除导管应注意常规消毒穿刺点,无菌敷料覆盖,并稍加压迫10分钟

第六节　股静脉穿刺法

一、目　　的

采取血标本,为治疗与诊断提供依据。

二、准　　备

1. 护士准备　了解患儿病情、年龄、意识状态、心理状态;根据患儿的年龄做好解释工作;操作前洗手、戴口罩。

2. 物品准备　5ml或10ml注射器、试管(抗凝试管、干燥试管、血培养器皿)、0.5%碘伏、无菌棉枝、无菌纱布、胶布。

3. 患儿准备　为小婴儿更换尿布,协助幼儿排尿。

4. 环境准备　清洁、宽敞,操作前半小时停止扫地及更换床单。

三、操作方法和注意事项

操作方法和注意事项见表5-6。

表5-6　操作方法和注意事项

操作方法	注意事项
1. 携用物至床旁,查对床号、姓名、化验单与试管标签,做好解释工作 2. 患儿仰卧位,大腿外展成蛙型,垫高穿刺侧,以暴露腹股沟区	1. 严格无菌操作 2. 注意观察患儿面色和呼吸情况,发现异常立即停止操作

续表

操作方法	注意事项
3. 常规消毒穿刺部位皮肤和术者左手食指。在患儿腹股沟中、内1/3交界处,术者以左手食指触及股动脉搏动处,右手持注射器在股动脉搏动内侧0.5cm处垂直穿刺,边退针边抽回血,回血后固定针头,抽取所需血量 4. 拔针,用纱布压迫穿刺点5分钟左右至血止,胶布固定 5. 整理衣服,整理用物。洗手,记录。再次核对化验单与标本,将标本送检	3. 有出血倾向或凝血功能障碍者,延长按压时间并观察局部渗血情况

第七节　婴幼儿灌肠法

一、目　　的

(1) 刺激肠壁、促进肠蠕动,使婴儿排出粪便。

(2) 降温。

二、准　　备

1. 护士准备　了解患儿病情、意识状态、合作程度,测量生命体征,观察肛周皮肤情况;估计常见的护理问题;根据患儿的年龄,做好说服、解释工作;操作前洗手、戴口罩。

2. 物品准备

(1) 治疗盘:内置灌肠筒、玻璃接头、肛管、血管钳、大油布、治疗巾、弯盘、棉签、卫生纸、润滑剂、量杯、水温计。

(2) 输液架、便盆、尿布4块。冬季准备毛毯用于保暖。

(3) 灌肠液:常用0.1%~0.2%浓度的肥皂水、生理盐水,溶液温度为39~41℃,用于降低体温时为28~32℃。

3. 患儿准备　灌肠前排尿。

4. 环境准备　关闭门窗,屏风遮挡,调节室温。

三、操作方法和注意事项

操作方法和注意事项见表5-7。

表5-7　操作方法和注意事项

操作方法	注意事项
1. 备齐用物携至床旁,挂灌肠筒于输液架上,灌肠筒底距离床褥约30~40cm 2. 将枕头竖放,使其厚度与便盆高度相等,下端放便盆 3. 将大油布和治疗巾上端盖于枕头上,下端放于便盆之下防止污染枕头及床单 4. 用大毛巾包裹约束患儿双臂后使其仰卧于枕头上,臀部放在便盆宽边上。解开尿布,如无大小便则用尿布垫在臀部与便盆之间,两腿各包裹一块尿布分别放在便盆两侧	1. 根据小儿年龄选用合适的肛管和决定灌肠液量(表5-8) 2. 灌肠中注意保暖,避免着凉 3. 液体流入速度宜慢,并注意观察小儿情况,如小儿疲乏,可暂停片刻后再继续,以免小儿虚脱;如小儿突然腹痛或腹胀加剧应立即停止灌肠,并与医生联系,给予处理

续表

操作方法	注意事项
5. 连接肛管并润滑其前端，排尽管内气体，用血管钳夹紧橡胶管，将肛管轻轻插入直肠，婴儿 2.5~4cm，儿童 5~7.5 cm，然后固定；再用一块尿布覆盖在会阴部之上，以保持床单的清洁	
6. 松开血管钳，使液体缓缓流入，护士一手始终扶持肛管，同时观察患儿一般状况及灌肠液下降速度	
7. 灌毕夹紧肛管，用卫生纸包裹后轻轻拔出，放入弯盘内；若需保留灌肠液，可轻轻夹紧小儿两侧臀部数分钟	
8. 协助排便，擦净臀部，取出便盆，为小婴儿系好尿布并包裹，使其舒适	
9. 整理用物、床单位，记录溶液量及排便性质	

表 5-8　不同年龄患儿灌肠液量

年龄	灌肠液量
6 个月以下	50ml
6 个月至 1 岁	100ml
1~2 岁	200ml
2~3 岁	300ml

第八节　温箱使用法

一、目　　的

为婴儿创造一个温度和湿度均相适宜的环境，以保持患儿体温的恒定。

二、准　　备

1. 护士准备　了解患儿的孕周、出生体重、日龄、生命体征、有无并发症等。估计常见的护理问题，操作前洗手。

2. 物品准备　婴儿温箱（图 5-7），检查其性能完好，保证安全，用前清洁消毒。

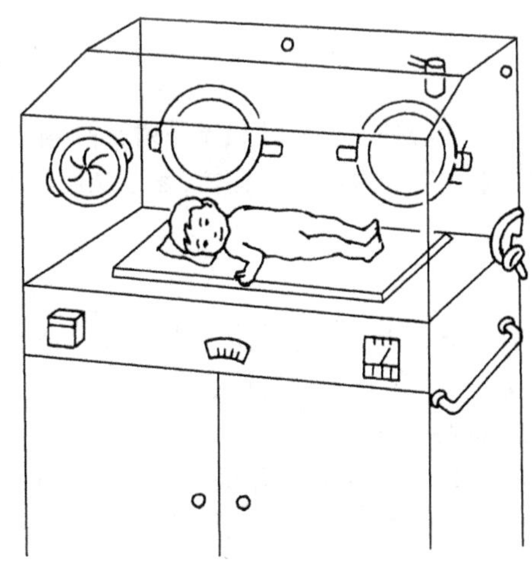

图 5-7　婴儿温箱

3. 患儿准备　穿单衣，裹尿布。

4. 环境准备　调节室温（高于 23℃），以减少辐射散热。温箱避免放置在阳光直射、有对流风或取暖设备附近，以免影响箱内温度。

三、操作方法和注意事项

操作方法和注意事项见表 5-9。

表 5-9　操作方法和注意事项

操作方法	注意事项
1. 入箱前准备　使用前应将温箱预热，以达到所需的温、湿度。温箱的温、湿度应根据小儿体重及出生日龄而定，不同出生体重早产儿温箱温湿度参数见表 5-10 2. 入箱后护理 （1）定时测量体温，根据体温调节箱温，并做好记录。在患儿体温未升至正常之前应每小时监测 1 次，体温正常后可每 4 小时测 1 次，注意保持体温在 36～37℃之间，并维持相对湿度 （2）一切护理操作应尽量在箱内进行，如喂奶、换尿布、清洁皮肤、观察病情及检查等。可从边门或袖孔伸入进行，以免箱内温度波动 3. 出箱条件 （1）患儿体重达 2000g 或以上，体温正常 （2）在室温 24～26℃的情况下，患儿穿衣在不加热的温箱内，能维持正常体温 （3）患儿在温箱内生活了 1 个月以上，体重虽不到 2000g，但一般情况良好	1. 掌握温箱性能，严格执行操作规程，定期检查有无故障，保证绝对安全 2. 观察使用效果，如温箱发出报警信号，应及时查找原因，妥善处理 3. 严禁骤然提高温箱温度，以免患儿体温上升造成不良后果 4. 工作人员入箱操作、检查、接触患儿前，必须洗手，防止交叉感染 5. 保持温箱的清洁：①每天用消毒液及清水擦拭温箱内外，若遇奶渍、葡萄糖液等污迹应随时擦去，每周更换温箱 1 次，以便清洁、消毒，定期细菌培养；②机箱下面的空气净化垫每月清洗 1 次，如有破损，及时更换；③患儿出箱后，温箱应进行终末清洁消毒

表 5-10　不同出生体重早产儿温箱温湿度参数

出生体重（g）	温度（℃）				相对湿度（%）
	35	34	33	32	
1000	出生 10 天内	10 天后	3 周内	5 周后	
1500	—	出生 10 天内	10 天后	4 周后	
2000	—	出生 2 天内	2 天后	3 周后	55～65
2500	—	—	出生 2 天内	2 天后	

第九节　光 照 疗 法

一、目　　的

光照疗法是一种通过荧光照射治疗新生儿高胆红素血症的辅助疗法。主要作用是使未结合胆红素转变为水溶性异构体，易于从胆汁和尿液中排出体外。

二、准　　备

1. 护士准备　了解患儿诊断、日龄、体重、黄疸的范围和程度、胆红素检查结果、生命体征、精神反应等。操作前戴墨镜、洗手。

2. 物品准备

（1）光疗箱：一般采用波长 425～475nm 的蓝光最为有效，也可用绿光、日光灯或太阳光照射。光亮度以单面光 160W，双面光 320W 为宜，双面光优于单面光。灯管与患儿皮肤距离 33～50cm（图 5-8）。

（2）遮光眼罩：用不透光的布或纸制成。

3. 患儿准备　患儿入箱前须进行皮肤清洁，禁忌在皮肤上涂粉和油类；剪短指甲；双眼佩戴遮光眼罩，避免光线损伤视网膜；脱去患儿衣裤，全身裸露，只用长条尿布遮盖会阴、肛门部，男

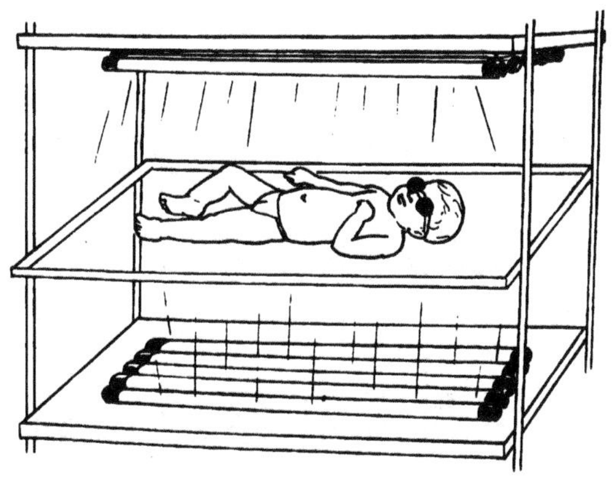

图 5-8　婴儿蓝光治疗

婴注意保护阴囊。

4. 环境准备　光疗最好在空调病室内进行。冬天注意保暖,夏天则要防止过热。

三、操作方法和注意事项

操作方法和注意事项见表 5-11

表 5-11　操作方法和注意事项

操作方法	注意事项
1. 光疗前准备　清洁光疗箱,特别注意清除灯管及反射板的灰尘。接通电源,检查线路及灯管亮度。使箱温升至患儿适中温度,相对湿度 55%~65% 2. 入箱　将患儿全身裸露,用尿布遮盖会阴部,佩戴护眼罩,放入已预热好的光疗箱中,记录开始照射时间 3. 光疗　使患儿皮肤均匀受光,并尽量使身体广泛照射。若使用单面光疗箱一般每 2 小时更换体位一次,可以仰卧、侧卧、俯卧交替更换。俯卧照射时要有专人巡视,以免口鼻受压影响呼吸 4. 监测体温和温箱变化　光疗时应每小时测体温 1 次或根据病情、体温情况随时测量,使体温保持在 36~37℃,根据体温调节箱温。若光疗时体温超过 38.5℃,要暂停光疗 5. 出箱　一般情况下,血清胆红素<171μmol/L(10mg/dl)时可停止光疗。出箱前,先将患儿衣服预热,再给患儿穿好,切断电源,除去护眼罩,抱回病床。并做好各项记录	1. 保证水分及营养供给　光疗过程中,应按医嘱静脉输液,按需喂奶,保证水分及营养供给。记录出入量 2. 严密观察病情　监测血清胆红素变化,以判断疗效;观察患儿精神反应及生命体征;注意黄疸的部位、程度及其变化,大小便颜色与性状,皮肤有无发红、干燥、皮疹,有无呼吸暂停、烦躁、嗜睡、发热、腹胀、呕吐、惊厥等;注意吸吮能力、哭声变化。若有异常须及时与医师联系,及时进行处理 3. 保持灯管及反射板清洁,并及时更换灯管。每天清洁灯管及反射板,蓝光灯管使用 300 小时后其能量输出减弱 20%,900 小时后减弱 35%,因此灯管使用 1000 小时必须更换 4. 光疗箱的维护与保养　光疗结束后,关好电源,拔出电源插座,将湿化器水箱内水倒尽;做好整机的清洗、消毒工作,有机玻璃制品忌用乙醇擦洗。光疗箱应放置在干净,温、湿度变化较小,无阳光直射的场所

【思考题】

(1) 简述头皮静脉输液时的注意事项。

(2) 试述新生儿入暖箱的指征、出暖箱的条件、暖箱的使用及护理。

(3) 简述高胆红素血症患儿蓝光治疗时的护理。

(李红赞)

第二篇　新生儿及新生儿疾病的护理

第六章　正常足月儿和早产儿的特点及护理

【见习要求】

通过临床见习,加深对本章节理论知识的理解,熟悉正常足月儿和早产儿的生理特点并能区分其外观特征,学会运用护理程序方法对正常足月儿和早产儿进行护理评估,列出护理诊断,制订并实施相应的护理措施。

【见习内容】

正常足月儿和早产儿的特点及护理。

【见习方法】

临床见习。教师指导或讲解新生儿病史收集的内容及要点;带领学生接触患儿,收集病史;学生应用护理程序的方法,以讨论的方式进行护理评估、诊断、列出护理措施;最后教师点评。

一、概　　述

(一) 新生儿的定义

新生儿为从脐带结扎至生后满 28 天的婴儿。

(二) 新生儿分类

1. 根据胎龄分类

(1) 足月儿:胎龄满 37 周至未满 42 周(260~293 天)的新生儿。

(2) 早产儿:胎龄未满 37 周(<259 天)的新生儿。

(3) 过期产儿:胎龄超过 42 周(≥294 天)的新生儿。

2. 根据出生体重分类

(1) 正常出生体重儿:生后 1 小时内的体重为 2500~4000g 的新生儿。

(2) 低出生体重儿:生后 1 小时内体重不足 2500g 者。

(3) 巨大儿:出生体重>4000g 者。

3. 根据出生体重和胎龄关系分类

(1) 适于胎龄儿:出生体重在同胎龄儿平均体重的第 10~90 百分位者。

(2) 小于胎龄儿:出生体重在同胎龄儿平均体重的第 10 百分位以下的新生儿。

(3) 大于胎龄儿:出生体重在同胎龄儿平均体重的第 90 百分位以上的新生儿。

4. 高危儿　已发生或有可能发生危重疾病而需特殊监护的新生儿。

二、正常足月儿特点及护理

正常足月儿是指胎龄满 37~42 周出生,体重在 2500~4000g,无畸形和疾病的活产婴儿。

（一）外观特点

哭声响亮，四肢屈曲；皮肤红润，全身胎毛少，皮下脂肪丰富；头发分条清楚，耳软骨发育好，耳舟成形；乳晕清楚，乳头突起，乳房可触摸到结节；指（趾）甲达到或超过指（趾）端；足底有较深的足纹；男婴睾丸下降至阴囊，女婴大阴唇可覆盖小阴唇。

（二）生理特点

1. 呼吸系统　呼吸中枢发育不成熟，呼吸浅表，以腹式呼吸为主，呼吸节律不规则，频率较快，40次/分左右。

2. 循环系统　心率快，波动范围大，100～150次/分，平均120～140次/分；血压平均为70/50mmHg（9.3/6.7kPa）。

3. 消化系统　胃呈水平位，贲门括约肌发育较差，而幽门括约肌发育较好，易发生溢乳和呕吐。生后10～12小时开始排墨绿色胎粪，约2～3天内排完，如超过24小时未排胎粪应检查有无消化道畸形等。新生儿肝葡萄糖醛酸转换酶的活力较低，多数新生儿出现生理性黄疸。

4. 血液系统　出生时血红蛋白偏高，为140～200g/L；生后第1天白细胞数为$(15 \sim 20) \times 10^9/L$，生后3～10天降为$(10 \sim 12) \times 10^9/L$；血小板数与成人相似，为$(150 \sim 250) \times 10^9/L$。

5. 泌尿系统　一般生后24小时内排尿，如生后48小时仍无尿，需查找原因。新生儿肾小球滤过率低，浓缩功能差，易出现水肿或脱水、低钙血症等。

6. 神经系统　出生时已具有觅食反射、吸吮反射、握持反射、拥抱反射和交叉伸腿反射等原始神经反射。新生儿巴氏征、克氏征阳性属正常现象。

7. 免疫系统　胎儿可从母体通过胎盘得到免疫球蛋白IgG，而免疫球蛋白IgA和IgM不能通过胎盘进入胎儿体内，因此新生儿不易感染一些传染病如麻疹等，而易患呼吸道、消化道的感染性疾病。

8. 体温调节　体温调节中枢发育不完善，皮下脂肪较薄，体表面积相对较大，容易散热，室温过低时可引起寒冷损伤综合征。

9. 能量和体液代谢　能量需求高，体液占体重比例高，患病时易发生酸碱失衡。

10. 新生儿常见的几种特殊生理状态　生理性体重下降、乳腺肿大、生理性黄疸、假月经、“马牙”和“螳螂嘴”、粟粒疹。

三、护理诊断

1. 有窒息的危险　与新生儿易溢奶、呕吐有关。

2. 有体温改变的危险　与体温调节中枢发育不完善有关。

3. 有感染的危险　与新生儿免疫功能不足及皮肤黏膜屏障功能差有关。

4. 营养失调，低于机体需要量　与新生儿摄入少有关。

5. 知识缺乏　家长缺乏正确喂养和护理新生儿的知识。

四、护理措施

1. 保持呼吸道通畅　在新生儿娩出后开始呼吸之前迅速清除口、鼻腔的黏液及羊水，以免引起吸入性肺炎或窒息。保持新生儿合适的体位，仰卧时避免颈部前屈或过度后仰；俯卧时应使头侧向一侧，专人看护防止窒息。及时清除鼻腔内的分泌物，保持鼻腔通畅。

2. 维持体温稳定　使新生儿处于“适中温度”。新生儿室应阳光充足、空气流通，室温保持在 22~24℃、相对湿度在 55%~65%之间;新生儿出生时应因地制宜采取不同的保暖措施,使体温恒定在 36~37℃。

3. 合理喂养 提倡早哺乳,母乳喂养,鼓励按需哺乳。无法母乳喂养者可给予配方奶,奶具专用并严格消毒。定时测量体重。

4. 预防感染 严格执行消毒隔离制度,避免交叉感染;保持脐部清洁干燥;做好皮肤护理。

5. 健康教育 向家长宣传有关育儿保健知识,介绍新生儿喂养、保暖、皮肤护理、预防接种、添加辅食等知识;促进母婴感情建立;进行新生儿筛查。

五、早产儿的特点及护理

胎龄未满 37 周的活产婴儿称早产儿。

(一) 外观特点

哭声轻微,颈肌软弱,四肢肌张力低下;皮肤红嫩,发亮有水肿,胎毛多;耳壳软骨发育不全,耳舟不清楚;乳晕不清,乳腺结节不能触到;指(趾)甲未达指(趾)端;足底纹少;男婴睾丸未降或未完全下降,女婴大阴唇不能遮盖小阴唇。

(二) 生理特点

1. 呼吸系统 呼吸中枢发育较足月儿更不成熟,表现为呼吸浅快,不规则,易发生呼吸暂停。由于肺泡表面活性物质缺乏,易发生肺透明膜病。

2. 循环系统 心率快,血压较足月儿低,部分可伴有动脉导管开放。

3. 消化系统 吸吮能力差、吞咽反射弱,易发生呛奶;在缺氧、缺血、喂养不当情况下易发生坏死性小肠炎;易发生胎粪延迟排出;生理性黄疸较重,持续时间长,易引起核黄疸;易发生低血糖和低蛋白血症。

4. 血液系统 血小板数较足月儿略低,贫血常见;维生素 D、维生素 K 及铁储存较足月儿低,更易发生佝偻病、出血和贫血。

5. 泌尿系统 易发生低钠血症及代谢性酸中毒。

6. 神经系统 胎龄越小,各种原始神经反射越难引出或反射不完整。

7. 免疫系统 皮肤娇嫩,屏障功能弱,体液及细胞免疫功能不完善,各种补体水平较足月儿低,易发生各种感染。

8. 体温调节 体温调节功能更差,更易出现低体温和寒冷损伤综合征。

(三) 护理诊断

1. 体温过低 与体温调节中枢发育不成熟有关。

2. 营养失调,低于机体需要量 与吸吮、吞咽、消化吸收功能差,以及摄入不足有关。

3. 自主呼吸受损 与呼吸中枢和肺发育不成熟、呼吸肌无力有关。

4. 有感染的危险 与机体免疫功能不足及皮肤黏膜屏障功能差有关。

(四) 护理措施

1. 维持体温恒定 早产儿室温应维持在 24~26℃、相对湿度在 55%~65%之间。根据早产儿的体重、成熟度及病情给予不同的保暖措施。

2. 合理喂养 尽早喂养,以防低血糖。提倡母乳喂养,无法母乳喂养者喂哺早产儿配方乳。有吸吮、吞咽能力者直接哺喂母乳或奶瓶喂养;有吞咽能力、无吸吮能力者用滴管或小勺喂养;

吸吮、吞咽能力均不全者用鼻饲法喂养或静脉内营养补充。

3. 维持有效呼吸 及时清除呼吸道的分泌物,保持呼吸道通畅。呼吸暂停者给予拍打足底、托背、放置水囊床垫等方法刺激恢复自主呼吸。出现严重呼吸暂停、发绀时给予吸氧,吸氧浓度以30%~40%为宜,间歇低流量给氧,预防氧疗并发症。

4. 密切观察病情 监测体温、脉搏、呼吸等生命体征,注意观察患儿的进食情况、精神反应、哭声、反射、面色、皮肤颜色、肢体末梢的温度等情况,准确记录24小时出入量,测量体重1次/日。

5. 预防感染 严格执行消毒隔离制度,应加强皮肤、脐部的护理。

6. 健康教育 介绍早产儿喂养、保暖、预防感染、促进发育等知识。

【思考题】

(1) 比较足月新生儿与早产儿的外观特点。

(2) 简述足月儿和早产儿护理要点。

(晏 玲)

第七章　新生儿疾病的护理

第一节　新生儿窒息

【见习要求】

通过临床见习，加深对本节理论知识的理解，熟悉新生儿窒息发生的病因、临床表现和治疗要点，学会运用护理程序方法对窒息新生儿进行护理评估，列出护理诊断，制订并实施相应的护理措施。

【见习内容】

新生儿窒息的护理。

【见习方法】

临床见习。教师指导或讲解新生儿窒息病史收集的内容及要点之后，带领学生接触患儿、收集病史；随后学生应用护理程序的方法，以讨论的方式进行护理评估、诊断并制订相应护理措施；最后由教师点评。

一、新生儿窒息患儿病史收集的内容及要点

（一）健康史

了解母亲健康状况、分娩史和胎儿情况。询问孕母有无全身性疾病，孕期有无心脏病、妊娠高血压、贫血等疾病，有无前置胎盘、胎盘早剥、脐带绕颈等高危因素，有无难产、手术产、产程中药物使用不当等，胎儿有无缺氧（宫内窒息）表现，是否为足月儿，有无先天畸形、羊水或胎粪吸入等情况。

（二）身心状况

评估胎儿有无宫内窒息的表现：胎动有无增加或减少甚至消失，胎儿心率有无增快、变慢或不规则；羊水有无污染改变。

评估患儿有无因窒息、缺氧缺血造成多器官功能损伤。有无传导系统和心肌受损表现或出现心源性休克和心衰；有无发生羊水或胎粪吸入综合征、肺出血和持续肺动脉高压、肺透明膜病、呼吸暂停等；有无尿少、蛋白尿、血尿素氮及肌酐增高表现；有无缺氧缺血性脑病和颅内出血的表现；有无低血糖、电解质紊乱表现；有无应激性溃疡和坏死性小肠结肠炎等表现，是否出现黄疸加重等。

了解家长的心理状态及对疾病的认识程度，家长是否认识疾病对患儿的危害和可能引起的不良预后。

按 Apgar 评分评估新生儿情况（表 7-1）。

表 7-1　新生儿 Apgar 评分表

体征	评分标准			评分	
	0	1 分	2 分	1 分钟	5 分钟
皮肤颜色	青紫或苍白	躯干红、四肢青紫	全身红		
心率（次/分）	无	<100	>100		

续表

体征	评分标准			评分	
	0	1分	2分	1分钟	5分钟
弹足底或插鼻管反应	无反应	有些动作如皱眉	哭、喷嚏		
肌张力	松弛	四肢略屈曲	四肢能活动		
呼吸	无	慢、不规则	正常、哭声响		

（三）辅助检查

查阅实验室检查报告单：①血气分析：$PaCO_2$升高，PaO_2和pH下降；②血生化检查：血清钾、钠、钙、镁及血糖降低；③对于宫内缺氧胎儿，当胎儿头皮血pH≤7.25时提示胎儿有严重缺氧。必要时做胸部摄片、头颅B超或CT辅助检查。

二、病　　例

病史：王××，男，出生3小时，因生后无正常自主心跳25分钟、无自主呼吸45分钟入院。患儿是第五胎第二产，胎龄40^{+4}周，经阴道娩出，母亲妊娠期糖耐量异常，产前胎心减慢，生后无心跳呼吸，Apgar立即评分0分，即予清理呼吸道、口对口人工呼吸、胸外心脏按压以及气囊加压辅助呼吸等抢救，25分钟后出现正常自主心跳，45分钟后出现自主呼吸，Apgar最后评分为9分。

护理体检：体温35.1℃，脉搏160次/分，呼吸55次/分，体重4.98kg。反应欠佳，阵阵呻吟，面罩吸氧中面色尚红润，双肺呼吸音粗，可闻及较多粗、中湿性啰音，心脏(-)，四肢肌张力低，无吸吮、握持、觅食及拥抱反射。

辅助检查：血气分析pH 7.18，PaO_2 45mmHg，$PaCO_2$ 60mmHg，HCO_3^- 13mmol/L，BE -12mmol/L。

请做护理评估并列出护理诊断、护理措施。

三、讨　　论

（一）护理评估

根据该患儿生后无正常自主心跳、无自主呼吸，立即Apgar评分为0分，经抢救后出现正常自主心跳和呼吸等表现，结合辅助检查结果，诊断为新生儿重度窒息。

（二）护理诊断

1. 自主呼吸受损　与羊水、气道分泌物吸入导致低氧血症和高碳酸血症有关。

2. 体温过低　与缺氧、体温调节功能差有关。

3. 焦虑（家长）　与病情危重及预后不良有关。

4. 潜在并发症　与缺氧造成多脏器受损有关。

（三）护理措施

1. 配合医生按照A→B→C→D步骤进行复苏。

A. 通畅气道（要求在生后15~20秒内完成）：

1）保暖，减少散热。

2）患儿取仰卧位，肩部垫高2～2.5cm，使颈部轻微伸仰。

3）立即吸净口、鼻、咽及气道分泌物和黏液，吸引时间不超过10秒，先吸口腔，再吸鼻腔。

B. 建立呼吸：

1）触觉刺激：拍打足底或摩擦患儿背部促使呼吸出现。

2）复苏囊正压通气：触觉刺激如无自主呼吸建立或心率<100次/分，应立即用复苏器加压给氧。通气频率为40～60次/分，吸呼比1∶2，压力以可见胸廓起伏和听诊呼吸音正常为宜。

3）气管插管正压通气：复苏囊正压通气30秒后评估，如无规律呼吸或心率<100次/分，进行气管插管正压通气。

C. 恢复循环：气管插管正压通气30秒后，心率<60次/分或心率在60～80次/分不再增加，应在正压通气同时行胸外心脏按压。方法：双拇指法或中食指法，按压部位为胸骨体下1/3处，按压频率为120次/分（每按压3次，正压通气1次），按压深度为1.5～2cm，按压有效可摸到颈动脉和股动脉搏动。

D. 药物治疗：

1）建立有效的静脉通路。

2）保证药物及时、准确应用。

2. 复苏后监护 监测患儿神志、肌张力、体温、呼吸、心率、血压、尿量、肤色和窒息所致的各系统症状；认真观察用药后反应并做好相关护理记录。

3. 保暖 将患儿置于远红外辐射保暖床上，病情稳定后置温箱中保暖，维持患儿肛温36.5～37℃。

4. 健康教育 向家长耐心细致地解释病情，取得家长的理解；给予心理上的安慰，缓解家长焦虑恐惧情绪。指导家长对有后遗症的患儿进行康复训练，促进患儿的功能恢复。

【思考题】

（1）如何评价新生儿窒息程度？

（2）试述新生儿窒息后的复苏步骤及复苏后的护理。

第二节　新生儿缺氧缺血性脑病

【见习要求】

通过临床见习，加深对本节理论知识的理解，熟悉新生儿缺氧缺血性脑病临床表现的观察、护理及健康教育，学会运用护理程序方法对其进行护理评估，列出护理诊断，制订并实施相应的护理措施。

【见习内容】

新生儿缺氧缺血性脑病的护理。

【见习方法】

临床见习。教师指导或讲解缺氧缺血性脑病患儿病史收集的内容及要点之后，带领学生接触患儿，收集病史；随后学生应用护理程序的方法，以讨论的方式进行护理评估，列出护理诊断及护理措施；最后由教师点评。

一、新生儿缺氧缺血性脑病病史收集的内容及要点

（一）健康史

了解孕母健康状况，是否有异常妊娠史；了解胎儿宫内情况和分娩情况，有无围生期窒息

的发生;了解新生儿出生后有无反复呼吸暂停或严重呼吸系统疾病等情况,有无先天性心脏病。

（二）身心状况

评估患儿的精神状态、反应情况、肌张力改变。检查前囟的饱满程度,注意是否伴有脑干功能障碍,是否有意识障碍、惊厥的发生和肌张力低下。

评估家长对本病认知态度及经济、心理承受能力。

（三）辅助检查

查阅实验室检查结果:①头颅B超检查显示病变主要为缺血性脑水肿所引起的改变;②CT扫描有助于了解病变范围和判断预后,最适宜检查时间为生后2~5天;③磁共振成像(MRI)对脑灰、白质的分辨率异常清晰,且三维成像,能清晰显示B超或CT不易探及的部位;④脑电图可客观地反映脑损害严重程度、判断预后,以及有助于惊厥的诊断;⑤血生化检测有利于对脑损伤程度及预后的判断。

二、病　　例

病史:王××,女,因娩出时窒息复苏后1小时入院。胎龄40^{+4}周,产前胎心减慢,经阴道产出,生后立即Apgar评分3分(呼吸、喉反射、肌张力各扣2分,皮肤颜色扣1分),立即清理呼吸道,心肺复苏后1分钟评分仍为3分,5分钟评分为6分,10分钟评分为10分,窒息复苏后哭声可。生后第2天反应差、无哭声、无尖叫,继而出现双眼凝视。

护理体检:体温36.2℃,脉搏135次/分,呼吸38次/分,体重3.42kg。反应差、哭声弱,全身皮肤黏膜苍白,颜面部轻微发绀,呼吸平稳,颈软,双肺呼吸音清晰,未闻及干、湿性啰音,心脏(-),肌张力低,吸吮、握持、觅食、拥抱等反射均未引出。

辅助检查:MRI提示双侧脑室旁、基底节区、丘脑和小脑齿状核等处可见对称片状短T_1稍高信号影,T_2WI稍低。

请做护理评估并列出护理诊断、护理措施。

三、讨　　论

（一）护理评估

患儿产前有胎心减慢,生时有窒息史,第二天出现反应差,双眼凝视,肌张力低,吸吮、握持、觅食、拥抱等反射均未引出,结合MRI得出患儿的诊断是新生儿缺氧缺血性脑病。

（二）护理诊断

1. 低效性呼吸型态　与缺氧缺血致呼吸中枢损害有关。

2. 潜在并发症　颅内压升高、呼吸衰竭。

3. 有废用综合征的危险　与缺氧缺血导致的后遗症有关。

（三）护理措施

1. 保持呼吸道通畅　患儿头偏向一侧,及时清除呼吸道分泌物,防止窒息。

2. 给氧　根据患儿缺氧情况和呼吸困难程度选择合适的氧疗方式。

3. 病情观察　严密监测呼吸、血压、心率和SpO_2,注意观察患儿的神志、瞳孔、前囟张力、肌张力及抽搐等症状,观察药物反应。

4. 亚低温治疗的护理 亚低温治疗采用循环水冷却法进行选择性头部降温,至体温降至35.5℃时开启体部保暖。脑温下降至34℃时间应控制在30~90分钟,否则将影响效果。同时必须注意体部保暖以免引起新生儿寒冷损伤综合征等并发征,可给予远红外或热水袋保暖。远红外保暖时,肤温控制设定在35~35.5℃,肤温探头放置于腹部。

给予持续的动态心电监护,监测肛温、心率、呼吸、血压和 SpO_2,同时观察患儿的面色、反应、末梢循环情况,准确记录24小时出入液量。如出现心率过缓或心律失常,及时报告医生考虑终止亚低温治疗。

治疗结束后复温宜缓慢,时间>5小时,保证体温上升速度不高于0.5℃/小时,避免快速复温引起低血压。体温恢复正常后,每4小时测体温1次。

5. 早期康复干预 给予患儿动作训练和感知刺激的干预措施,促进脑功能的恢复。向患儿家长耐心细致地解答病情,以取得理解;恢复期指导家长掌握康复干预的措施,以得到家长最佳的配合。

【思考题】

(1) 简述新生儿缺氧缺血性脑病护理要点。

(2) 新生儿缺氧缺血性脑病早期康复干预的意义?

第三节 新生儿颅内出血

【见习要求】

通过临床见习,加深对本节理论知识的理解,熟悉新生儿颅内出血临床表现的观察、护理及健康教育,学会运用护理程序方法对其进行护理评估,列出护理诊断,制订并实施相应的护理措施。

【见习内容】

新生儿颅内出血的护理。

【见习方法】

临床见习。教师指导或讲解新生儿颅内出血病史收集的内容及要点之后,带领学生接触患儿,收集病史;随后学生应用护理程序的方法,以讨论的方式进行护理评估,列出护理诊断及护理措施;最后由教师点评。

一、新生儿颅内出血病史收集的内容及要点

(一) 健康史

询问患儿胎龄、有无产伤及Apgar评分情况,了解有无难产史或围生期窒息史。

(二) 身心状况

颅内出血的症状和体征与出血部位及出血量有关。

评估患儿有无意识改变如激惹、过度兴奋或表情淡漠、嗜睡、昏迷等;有无凝视、斜视、眼球上转困难、眼震颤等;有无颅内压增高表现如脑性尖叫、前囟隆起、惊厥等;有无呼吸改变,是否呼吸出现增快、减慢、不规则或暂停等。肌张力改变情况、瞳孔对光反射情况、有无并发黄疸和贫血等。

了解患儿家长对本病的认识程度,对预后有无心理准备。

(三) 辅助检查

查阅实验室及其他检查报告单：头颅 CT 和 B 超检查，有助于新生儿颅内出血的确诊和预后判断。

二、病　　例

病史：喻××，男，出生 1 天。因呼吸稍促伴口唇发绀 2 小时入院。患儿经阴道顺产，足月，第一胎第一产，妊娠期无特殊病史，生后立即 Apgar 评分 9 分，1 分钟、5 分钟评分均为 9 分，但出生后不久即发现患儿全身皮肤苍白，呼吸稍促，口唇轻度发绀，哭声低沉无力。

护理体检：体温 36.8℃，脉搏 134 次/分，呼吸 60 次/分，头围 33cm，体重 3kg。足月儿外貌，反应稍差，全身皮肤苍白，肌张力低，吸吮、握持、觅食及拥抱等反射均未引出。

辅助检查：头颅 CT 检查提示蛛网膜下腔出血。

请做出护理评估并列出护理诊断、护理措施。

三、讨　　论

(一) 护理评估

根据患儿全身皮肤苍白，呼吸稍促，口唇轻度发绀，哭声低沉无力，肌张力低，吸吮、握持、觅食及拥抱等反射均未引出等临床表现，结合头颅 CT 检查结果，得出诊断为颅内出血(蛛网膜下腔出血)。

(二) 护理诊断

1. 潜在并发症　颅内压增高。

2. 低效性呼吸型态　与呼吸中枢受损有关。

3. 有感染的可能　与机体抵抗力降低有关。

(三) 护理措施

1. 密切观察病情，预防脑疝的发生。

(1) 观察患儿精神反应、瞳孔、呼吸、肌张力及囟门张力等变化。观察记录惊厥发生的时间、性质，并及时处理。

(2) 患儿绝对静卧，头肩部抬高 15°～20°，一切必要的治疗、护理操作要轻、稳、准，尽量减少对患儿的移动和刺激。

2. 氧气吸入　根据缺氧程度合理用氧，注意用氧的方式和浓度，维持患儿血氧饱和度在 85%～95%。

3. 用药护理　按医嘱使用止血药、脑代谢激活剂等药物；如有瞳孔不等大、呼吸节律不整、叹息样呼吸或双吸气等，按医嘱正确使用甘露醇。

4. 预防感染　及时清除呼吸道分泌物，避免窒息及肺部感染。每 4 小时监测体温一次，并做详细记录。

5. 健康教育　向家长解答病情，并给予心理支持和安慰，减轻其紧张情绪。患儿如有后遗症，鼓励家长坚持给患儿治疗、功能锻炼和随访。

【思考题】

(1) 新生儿颅内出血的病情观察要点。

(2) 新生儿颅内出血卧床时的注意事项。

第四节　胎粪吸入综合征

【见习要求】

通过临床见习,加深对本节理论知识的理解,熟悉胎粪吸入综合征患儿临床表现的观察、护理及健康教育,学会运用护理程序方法对其进行护理评估,列出护理诊断,制订并实施相应的护理措施。

【见习内容】

胎粪吸入综合征患儿的护理。

【见习方法】

临床见习。教师指导或讲解胎粪吸入综合征病史收集的内容及要点之后,带领学生接触患儿,收集病史;随后学生应用护理程序的方法,以讨论的方式进行护理评估,列出护理诊断及护理措施,最后由教师点评。

一、胎粪吸入综合征患儿病史收集的内容及要点

(一) 健康史

了解孕母健康状况,是否有异常妊娠史和(或)异常分娩史,羊水有无异常;了解胎儿宫内情况,有无宫内窒息病史。

(二) 身心状况

患儿病情因胎粪吸入量的多少轻重差异大。

评估患儿肺部表现,是否生后数小时出现呼吸急促(呼吸频率>60 次/分)、呼吸困难、鼻翼扇动、呻吟、三凹征、胸廓饱满、发绀等表现;了解患儿两肺是否有干、湿啰音,是否有意识障碍、颅内压增高、惊厥等中枢神经系统症状及红细胞增多症、低血糖、低钙血症和肺出血等表现。是否有严重青紫,有无出现心脏扩大、肝大等心衰表现。

了解患儿家长对本病的认识程度,对预后有无心理准备。

(三) 辅助检查

查阅实验室及其他检查报告单:主要依靠血气分析、血常规、血生化和胸部 X 线检查。

二、病　　例

病史:赵××,女,出生 2 小时。因娩出后即出现呼吸急促,并逐渐加重而入院。患儿系剖宫产出,产前有胎心减慢,产时及产后无明显窒息史,羊水Ⅲ度粪染,生后评分正常。

护理体检:体温 36.3℃,心率 146 次/分,呼吸 62 次/分,体重 3.4kg。足月新生儿外貌,反应可,胸廓两侧对称、稍隆起,呼吸急促,双肺呼吸音弱,未闻及干、湿性啰音,心律整齐,心音有力,吸吮、握持反射存在,觅食、拥抱反射可引出。呻吟,口吐少量黄色泡沫,但无明显发绀。

辅助检查:胸片示双侧肺野可见大量片絮状密度增高影,边界模糊。血气分析 pH 7.32,$PaO_2$66mmHg,$PaCO_2$39mmHg,HCO_3^- 20mmol/L,BE −6mmol/L。

请做出护理评估并列出护理诊断、护理措施。

三、讨　　论

（一）护理评估

根据该患儿呼吸急促、呻吟、口吐少量黄色泡沫等临床表现及羊水Ⅲ度粪染史，结合胸部X线检查结果得出患儿的诊断是胎粪吸入综合征。

（二）护理诊断

1. 清理呼吸道无效　与吸入粪染羊水有关。

2. 气体交换受损　与气道阻塞、通气障碍有关。

（三）护理措施

1. 保持呼吸道通畅　及时有效清除吸入物，维持正常通气功能。

2. 氧气吸入　根据病情和患儿缺氧情况选择合适的用氧方式，维持 PaO_2 在60～80mmHg（7.9～10.6kPa）。

3. 保暖和喂养　注意保暖，供给足够的能量和水分。

4. 密切观察病情　继发细菌感染时应用抗生素。如患儿出现烦躁不安、心率加快、呼吸急促、肝脏短时间内迅速增大，立即给予氧气吸入，并遵医嘱给予强心、利尿药物，控制补液量和补液速度；如突然出现气促、呼吸困难、青紫加重，则有合并气胸或纵隔气肿的可能，立即协助医生做好胸腔穿刺及胸腔闭式引流准备。

5. 健康教育　向家长讲述疾病的有关知识和护理要点，让家长及时了解患儿的病情，做好家长的心理护理。

【思考题】

（1）简述胎粪吸入综合征患儿护理评估要点。

（2）如何改善胎粪吸入综合征患儿缺氧症状？

第五节　新生儿感染性疾病

感染性肺炎

【见习要求】

通过临床见习，加深对本节理论知识的理解，熟悉新生儿感染性肺炎临床表现的观察、护理及健康教育，学会运用护理程序方法对其进行护理评估，列出护理诊断，制订并实施相应的护理措施。

【见习内容】

新生儿感染性肺炎的护理。

【见习方法】

临床见习。教师指导或讲解新生儿感染性肺炎病史收集的内容及要点之后，带领学生接触患儿，收集病史；随后学生应用护理程序的方法，以讨论的方式进行护理评估，列出护理诊断及护理措施；最后由教师点评。

一、新生儿感染性肺炎病史收集的内容及要点

（一）健康史

询问患儿母亲的分娩史、感染史；了解患儿起病情况及起病前有无上呼吸道感染病史。

（二）身心状况

评估患儿的精神状态及反应，注意有无反应差、哭声弱、拒奶、口吐白沫、呼吸浅促或不规则及发绀，观察体温升高的程度、热型及咳嗽、咳痰的性质和肺部啰音。有无极度烦躁、面色苍白或发灰，呼吸>60 次/分，心率>160 次/分，心音低钝、肝脏短期内急剧增大等心衰表现。有无呼吸不规则或双吸气或抽泣样呼吸、嗜睡、惊厥、昏迷、前囟和瞳孔异常等中毒性脑病表现。有无腹胀、肠鸣音减弱或消失等中毒性肠麻痹表现。

了解患儿家庭经济情况、父母的文化程度及对本病的认识程度等。评估父母是否因相关知识缺乏而产生焦虑不安、抱怨的情绪。

（三）辅助检查

查阅实验室及其他检查报告单：①血液检查：细菌感染者白细胞总数升高；病毒感染者、体弱儿及早产儿白细胞总数多降低。②X 线检查：胸片可显示肺纹理增粗，有点状、片状阴影或融合成片；可有肺不张、肺气肿。

二、病　　例

病史：陈××，男，出生 20 天。以咳嗽 4 天、加重伴呼吸急促 2 天入院。4 天前患儿受凉后出现咳嗽，伴鼻塞，无发热、呕吐，未引起家长重视，于 2 天前咳嗽加重伴有呼吸急促，精神、食欲差。

护理体检：体温 37℃，心率 140 次/分，呼吸 65 次/分，血压 80/65mmHg。精神委靡，反应尚可。呼吸急促，唇周发绀，鼻翼扇动，面色苍白，咽部充血，双侧胸廓对称，三凹征（+），双肺呼吸音粗，可闻及细湿啰音。

辅助检查：血常规示白细胞 13×10^9/L，N：0.70，L：0.30，血红蛋白 150g/L。X 线胸片示双肺小斑片状浸润，以双肺下野、心膈角及中内带居多。

请做出护理评估并列出护理诊断、护理措施。

三、讨　　论

（一）护理评估

根据患儿受凉后出现咳嗽并加重，伴呼吸急促、双肺细湿啰音等临床表现，结合胸部 X 线检查结果，得出患儿的诊断是新生儿感染性肺炎。

（二）护理诊断

1. 清理呼吸道无效　与咳嗽反射功能不良及无力排痰有关。

2. 气体交换受损　与肺部炎症有关。

3. 知识缺乏　家长缺乏预防保健及疾病相关知识。

（三）护理措施

1. 加强呼吸道管理，保持呼吸道通畅　定时为患儿翻身、拍背，体位引流，及时清除呼吸道分泌物；分泌物黏稠时采用雾化吸入以稀释痰液。

2. 合理用氧，改善呼吸功能　根据病情和血氧监测情况选择合理方法给氧，使 PaO_2 维持在 60～80mmHg；并发呼吸衰竭时，给予正压通气。保持室内空气新鲜，温湿度适宜。

3. 合理喂养 喂奶以少量多次为宜。奶孔大小适宜，患儿取侧卧位或半卧位头偏向一侧，或斜抱位喂奶。若气促、缺氧较明显，应采取间歇喂奶，以吃奶时患儿不感呼吸困难为宜。若出现呛咳现象，立即停止喂奶，将病儿侧卧、拍背，必要时给予吸引。

4. 密切观察病情 注意观察患儿的面色、反应、呼吸、心率等的变化，发生异常情况，及时报告医生处理。

5. 健康教育 指导家长正确喂养和护理患儿。新生儿应穿戴适宜，注意保暖。少量多餐，细心喂养，喂奶时防止窒息。

【思考题】

(1) 试述新生儿感染性肺炎的病因、临床表现。

(2) 简述新生儿感染性肺炎护理要点。

新生儿败血症

【见习要求】

通过临床见习，加深对本节理论知识的理解，熟悉新生儿败血症的临床表现的观察、护理及健康教育，学会运用护理程序方法对其进行护理评估，列出护理诊断，制订并实施相应的护理措施。

【见习内容】

新生儿败血症的护理。

【见习方法】

临床见习。教师指导或讲解新生儿败血症病史收集的内容及要点之后，带领学生接触患儿，收集病史；随后学生应用护理程序的方法，以讨论的方式进行护理评估，列出护理诊断及护理措施；最后由教师点评。

一、新生儿败血症病史收集的内容及要点

(一) 健康史

询问孕母妊娠期是否感染和分娩情况；询问患儿起病情况及起病前有无脐炎、脓疱疮等感染病灶存在。

(二) 身心状况

评估患儿有无精神委靡、嗜睡、不吃、不哭、不动、体温异常和病理性黄疸、呼吸异常等表现。如出现以下特殊表现时，常提示败血症可能：①黄疸；②肝脾肿大；③出血倾向：可有瘀点、瘀斑，DIC；④休克表现：面色苍白，皮肤出现大理石花斑纹，脉细而速，尿少；⑤其他：可出现中毒性肠麻痹、深部脓肿、脑膜炎。

了解患儿居住环境、家庭卫生习惯及家庭经济状况，父母的文化程度及对本病的认识程度等，父母有无相关知识缺乏等产生的焦虑不安、抱怨的情绪。

(三) 辅助检查

查阅实验室检查报告单：外周血检测、血培养、直接涂片找细菌、病原菌抗体检测、C反应蛋白和血沉检查等有助于明确诊断。

二、病　　例

病史:胡××,男,出生 8 天。因发热 1 天入院。患儿 1 天前因受凉后出现反复发热,体温波动在 37.9~39.3℃,患儿嗜睡,吃奶量减少。

护理体检:体温 38.5℃,脉搏 167 次/分,呼吸 52 次/分。神志清楚,口唇无发绀,咽部充血,双肺呼吸音粗,心脏未见异常,脐部干燥,脐轮发红,未见脓性分泌物,四肢活动正常。

辅助检查:血常规示白细胞 16.5×10^9/L,N:0.63,L:0.37;血培养提示大肠埃希菌感染。

请做出护理评估并列出护理诊断、护理措施。

三、讨　　论

(一) 护理评估

根据患儿出现反复发热、嗜睡、食欲差、脐轮发红等临床表现,结合血常规和血培养检查结果,诊断为新生儿败血症。

(二) 护理诊断

1. 体温调节无效　与感染有关。

2. 皮肤完整性受损　与脐炎等感染性病灶有关。

3. 营养失调,低于机体需要量　与食欲差及摄入不足有关。

(三) 护理措施

1. 维持体温稳定　降低环境温度、松开襁被、物理降温及多喂开水,一般不予药物降温。患儿体温低或不升时,及时置温箱或加襁被保暖。

2. 及时消除脐部感染病灶,防止感染继续蔓延扩散

3. 正确执行治疗　保证抗菌药物有效进入体内,注意药物的毒副作用。

4. 保证营养供给　结合病情,除经口喂养外,考虑静脉内营养。

5. 观察病情　如患儿出现面色青灰、呕吐、脑性尖叫、前囟饱满、两眼凝视提示有脑膜炎的可能;如出现面色青灰、四肢厥冷、脉搏细弱、皮肤有出血点或花斑纹等感染性休克或 DIC 表现,应立即通知医生积极处理。必要时专人守护患儿。

6. 健康教育　指导家长正确喂养和护理患儿,发生脐部、皮肤、呼吸道感染时应及时就诊。向家长解释使用抗菌药物治疗的目的、使用时间等,取得家长的理解。指导家长做好本病的预防,保持皮肤的清洁完整。

【思考题】

(1) 试述新生儿败血症的病因、临床表现。

(2) 试述新生儿败血症常见护理问题和护理要点。

第六节　新生儿黄疸

【见习要求】

通过临床见习,加深对本节理论知识的理解,熟悉新生儿黄疸的临床表现的观察、护理及健康教育,学会运用护理程序方法对其进行护理评估,列出护理诊断,制订并实施相应的护理措施。

【见习内容】

新生儿黄疸的护理。

【见习方法】

临床见习。教师指导或讲解新生儿黄疸病史收集的内容及要点之后，带领学生接触患儿，收集病史；随后学生应用护理程序的方法，以讨论的方式进行护理评估，列出护理诊断及护理措施；最后由教师点评。

一、新生儿黄疸病史收集的内容及要点

（一）健康史

询问孕母有否肝炎病史，同胞兄姐中有无同样病史；了解妊娠史、胎次、胎龄、分娩过程、Apgar 评分，临产前有无感染、胎膜早破、用药、输血史；询问母婴血型，了解患儿有无发热、感染病史、用药史，有无接触诱发物，其大便颜色、喂养及保暖情况等。

（二）身心状况

观察患儿精神、反应、皮肤巩膜黄染程度；检查患儿皮肤及脐带有无感染、吸吮力和肌张力有无改变、肝脏大小及硬度。

了解患儿家长对本病病因、性质、护理、预后的认识程度及焦虑程度，尤其是胆红素脑病患儿家长的心理状况和焦虑情况。

鉴别黄疸性质：

1. 生理性黄疸 特点：多于生后 2~3 天内出现，4~5 天达高峰，一般情况良好；足月儿在 2 周内自然消退，早产儿可延到 3~4 周。总胆红素足月儿<221μmmol/L，早产儿<257μmmol/L。

2. 病理性黄疸 特点：①黄疸出现早，出生后 24 小时内出现；②黄疸程度重，血清胆红素足月儿>221μmmol/L，早产儿>257μmmol/L，或每日上升超过 85μmmol/L；③黄疸持续时间长（足月儿>2 周，早产儿>4 周），消退延迟并进行性加重或黄疸退而复现；④血清结合胆红素>34μmmol/L。

（三）辅助检查

查阅实验室检查报告单：通过肝功能检查、乙肝两对半、TORCH、血型、血常规、网织红细胞检测、血清胆红素浓度等可明确诊断。

二、病　　例

病史：向××，女，出生 11 天。因全身皮肤及巩膜黄染 8 天就诊。8 天前患儿颜面皮肤及巩膜轻微黄染，未给予特殊处理，之后皮肤黄染较前逐渐加重。

护理体检：体温 37℃，脉搏 136 次/分，呼吸 40 次/分，体重 2.94kg。足月新生儿外貌，全身皮肤及巩膜中度黄染，口唇红润，双肺呼吸音清晰，未闻及干、湿啰音，脐部干燥，肝脾无肿大，四肢肌张力正常，原始反射正常。

辅助检查：总胆红素 283μmmol/L，直接胆红素 22μmmol/L，间接胆红素 261μmmol/L。

请做出护理评估并列出护理诊断、护理措施。

三、讨　　论

（一）护理评估

患儿全身皮肤及巩膜黄染，总胆红素 283μmmol/L，诊断是新生儿黄疸。

（二）护理诊断

1. 潜在并发症　胆红素脑病。

2. 知识缺乏　与家长缺乏黄疸护理知识有关。

（三）护理措施

1. 一般护理　注意患儿的保暖，皮肤、口腔清洁。如出现吸吮无力、纳差，应按需调整喂养方式，保证奶量摄入，避免低体温、低血糖、酸中毒。

2. 准确及时执行医嘱，防治胆红素脑病

（1）实施光照疗法，并做好相应护理。

（2）遵医嘱给予白蛋白和酶诱导剂。

（3）合理安排补液计划，根据不同补液内容调节相应的速度，切忌快速输入高渗性药物。

3. 密切观察病情并做出相应处理　根据皮肤黄染的部位和范围，估计血清胆红素的近似值，评价进展情况；如出现拒食、嗜睡、肌张力减退等胆红素脑病的早期表现，立即通知医生，做好抢救准备；观察患儿大小便次数、量及性质，如存在胎粪延迟排出，应予按摩或灌肠等处理，促进粪便及胆红素排出。

4. 健康教育　向患儿家长讲解本病的严重性及预后，取得家长的配合。若为母乳性黄疸，需改为隔次母乳喂养逐步过渡到正常母乳喂养；若黄疸严重，患儿一般情况差，暂停母乳喂养至黄疸消退后再恢复。患儿衣物保管时勿放樟脑丸，并注意药物的选用，以免诱发溶血。可能留有后遗症时，指导家长早期予患儿功能锻炼。

【思考题】

（1）简述生理性黄疸和病理性黄疸鉴别要点。

（2）简述新生儿黄疸护理的要点。

（3）病理性黄疸常见的原因有哪些？

第七节　新生儿寒冷损伤综合征

【见习要求】

通过临床见习，加深对本节理论知识的理解，熟悉新生儿寒冷损伤综合征临床表现的观察、护理及健康教育，学会运用护理程序方法对其进行护理评估，列出护理诊断，制订并实施相应的护理措施。

【见习内容】

新生儿寒冷损伤综合征的护理。

【见习方法】

临床见习。教师指导或讲解新生儿寒冷损伤综合征病史收集的内容及要点之后，带领学生接触患儿，收集病史；随后学生应用护理程序的方法，以讨论的方式进行护理评估，列出护理诊断及护理措施；最后由教师点评。

一、新生儿寒冷损伤综合征病史收集的内容及要点

（一）健康史

询问孕母分娩史，了解患儿胎龄、Apgar评分、体重、喂养及保暖等情况，询问患儿起病时有无其他感染的存在。

（二）身心状况

评估患儿有无低体温、皮肤硬肿（表7-2）和多脏器功能损害。测量患儿体核温度（肛门内5cm处温度），观察皮肤硬肿部位与范围（一般硬肿发生顺序：小腿→大腿外侧→整个下肢→臀部→面颊→上肢→全身）；多脏器功能损害早期常有心音低钝、心率缓慢、微循环障碍表现，严重时可呈现休克、DIC、急性肾功能衰竭和肺出血等多器官衰竭表现。

了解患儿家长对本病病因、性质、护理及预后知识的了解程度，评估其家庭居住环境及经济状况等。

表7-2　新生儿硬肿症的临床分度

分度	肛温	硬肿范围	全身情况和脏器功能
轻度	>34℃	<30%	稍差
中度	30～34℃	30%～50%	差、功能明显低下
重度	<30℃	>50%	出现衰竭、休克、DIC、肺出血

（三）辅助检查

查阅实验室及其他检查报告单：①常见低血糖、血细胞比容升高、血小板减少、凝血酶原时间延长；②动脉血气分析可表现低氧血症及代谢性酸中毒；③心电图可出现PR、QT时间延长、低电压、T波低平或倒置、ST段下降；④胸部X线检查常伴有炎症、淤血、肺水肿、肺出血改变。

二、病　　例

病史：王××，女，出生2小时。因早产出生后1小时入院。因胎膜早破剖宫产娩出，胎龄36周，体重2000g，Apgar评分1分钟评分6分、5分钟评分9分、10分钟评分10分。

护理体检：体温35℃，脉搏120次/分，呼吸42次/分，体重2kg。早产儿外貌，反应差，哭声弱，口唇红润，双肺呼吸音清晰，未闻及干、湿啰音，脐部干燥，肝脾无肿大，四肢肌张力正常。出生2小时后出现拒乳，体温不升，双下肢皮肤发硬、水肿。

辅助检查：血气分析 pH 7.28，PaO_2 56mmHg，$PaCO_2$ 45 mmHg，HCO_3^- 15mmol/L，BE −10mmol/L。

请做出护理评估及列出护理诊断、护理措施。

三、讨　　论

（一）护理评估

根据孕妇胎膜早破、早产史以及新生儿反应差，拒乳，体温不升，双下肢皮肤发硬、水肿等临床表现，患儿的诊断是新生儿寒冷损伤综合征。

（二）护理诊断

1. 体温过低 与体温调节功能不足、早产、保暖不当等因素有关。

2. 有感染的危险 与机体抵抗力低下、皮肤黏膜屏障功能低下有关。

3. 皮肤完整性受损 与皮肤硬化、水肿有关。

4. 潜在并发症 肺出血、DIC。

5. 知识缺乏 家长缺乏正确的婴儿保暖及育儿知识。

（三）护理措施

1. 积极复温、消除硬肿 复温是护理低体温患儿的关键。

（1）可通过减少散热使体温回升。方法是将患儿置于已预热至中性温度的温箱中，每小时提高箱温0.5～1℃（不超过34℃），一般在6～12小时内恢复正常体温。

（2）如无条件，可采用母亲怀抱、温水浴、热水袋或电热毯等方式复温，但要防止烫伤。

2. 保证热量和水分供给 合理喂养，吸吮无力时用滴管、鼻饲或静脉营养保证能量供给。严格控制补液速度及液体量，可用输液泵控制，静脉滴入的液体应加温至35℃。

3. 保持皮肤的完整性，预防继发感染 做好消毒隔离，加强皮肤护理，尽量减少肌内注射。

4. 观察病情变化，及时发现和处理并发症 监测体温、脉搏、呼吸、硬肿范围及程度、尿量、肺出血表现等；备好抢救药物和设备，应对病情突变。

5. 健康教育 指导家长加强新生儿的保暖、喂养、预防感染等护理措施，示范家庭简易保暖方法；鼓励母乳喂养，保证足够的热量。

【思考题】

（1）新生儿寒冷损伤综合征常见病因有哪些？

（2）试述新生儿寒冷损伤综合征的临床表现。

（3）简述新生儿寒冷损伤综合征复温的方法。

（晏　玲）

第三篇 小儿疾病的护理

第八章 营养障碍疾病患儿的护理

第一节 蛋白质-能量营养障碍

【见习要求】

通过临床见习，熟悉蛋白质-能量营养障碍（PEM）患儿临床表现的观察、护理及健康教育，学会运用护理程序方法对PEM患儿进行护理评估，列出护理诊断，制订并实施相应的护理措施。

【见习内容】

小儿蛋白质-能量营养障碍患儿的护理。

【见习方法】

临床见习。教师讲解PEM患儿病史收集的内容及要点；带领学生接触患儿，收集病史；学生应用护理程序的方法，以讨论的方式进行护理评估、列出护理诊断及护理措施；教师点评。

一、蛋白质-能量营养障碍患儿病史收集的内容及要点

（一）健康史

了解患儿的喂养史、饮食习惯及生长发育情况，注意是否存在营养不足、喂养不合理及不良的饮食习惯；有无消化系统解剖或功能上的异常如先天性唇腭裂、先天性肥厚性幽门狭窄；有无急慢性疾病史；是否为双胎、早产。重点在营养不良的发病原因。

（二）身心状况

测量体重、身高（长）并与同年龄、同性别健康小儿正常标准相比较，了解有无精神改变，判断有无营养不良及其程度；测量皮下脂肪的厚度；检查有无肌张力下降；有无水肿甚至胸腔、腹腔积液。

了解患儿的心理个性发育情况、家庭亲子关系、家庭经济状况及父母角色是否称职；了解父母的育儿知识水平，以及对疾病性质、发展、预后和防治的认识程度。

（三）辅助检查

查阅实验室检查报告单，分析血清总蛋白、白蛋白等浓度有无下降，血清酶的活性、血浆胆固醇水平是否降低，有无维生素和微量元素浓度下降。

二、病　　例

病史：黄××，男，1岁。因夜间哭闹、多汗，发热2天就诊。出生3个月后人工喂养，以谷类为主食。

护理体检：体温38.5℃，脉搏100次/分，呼吸30次/分，体重5kg。营养发育差，极度消瘦，精神反应差，前囟凹陷，口腔黏膜糜烂，皮肤苍白、干燥无弹性，下肢可见凹陷性水肿，轻度臀红，乳牙未萌出。

辅助检查：血清蛋白浓度下降，血钙稍低，血糖偏低。

请做护理评估并列出护理诊断、护理措施。

三、讨　论

（一）护理评估

该患儿有不合理的人工喂养史，营养状况差，体重较同龄健康小儿低；有精神改变，前囟凹陷，口腔黏膜糜烂，皮肤苍白、干燥无弹性，凹陷性水肿等表现。通过对患儿健康史、身心状况的评估，结合实验室检查结果，不难判断出患儿的诊断是蛋白质-能量营养障碍。

（二）护理诊断/问题

1. 营养失调，低于机体需要量　与能量、蛋白质摄入不足有关。

2. 生长发育改变　与营养物质缺乏、不能满足生长发育的需要有关。

3. 有感染的危险　与机体免疫功能低下有关。

4. 潜在并发症　营养性缺铁性贫血、低血糖、维生素 A 缺乏。

5. 知识缺乏　患儿家长缺乏营养知识及育儿知识。

（三）护理措施

1. 饮食调理　由少到多、由稀到稠、循序渐进，逐渐增加食品，直至恢复正常。

（1）能量的供给：该患儿属于中、重度营养不良，能量供给应从每日 45~55kcal/kg 开始，逐步少量增加；若消化吸收能力较好，可逐渐增加至每日 120~170kcal/kg，并按实际体重计算所需能量。

（2）蛋白质的供给：蛋白质摄入量从每日 1.5~2.0g/kg 开始，逐步增加到每日 3.0~4.5g/kg。食品除乳制品外，可给予豆浆、蛋类、肝泥、肉末、鱼粉等高蛋白食物。

（3）维生素及矿物质的补充：采用每日给予蔬菜及水果的方式，从少量开始，逐渐增加，以免引起腹泻。

2. 促进消化、改善食欲　遵医嘱应用各种消化酶、B 族维生素、蛋白同化类固醇制剂。合理安排生活，进行适当的户外活动和体格锻炼，保证患儿精神愉快和足够的睡眠。

3. 预防感染　以 2%碳酸氢钠溶液清洁口腔；臀部涂以鞣酸软膏或氧化锌软膏，防止皮肤破损；注意做好保护性隔离，防止交叉感染。

4. 密切观察病情　观察患儿有无低血糖、维生素 A 缺乏、酸中毒等临床表现。每日记录进食以及对食物的耐受情况；定期测量体重、身高及皮下脂肪的厚度，以判断治疗效果。

5. 健康教育　向患儿家长解释导致营养不良的原因，指导人工喂养方法，合理安排小儿作息，坚持户外活动，保证充足睡眠；按时进行预防接种，预防呼吸道、消化道感染；做好生长发育监测。

【思考题】

（1）营养不良患儿如何进行饮食管理？

（2）营养不良的常见并发症有哪些？

第二节　维生素营养障碍

维生素 D 缺乏性佝偻病

【见习要求】

通过临床见习，熟悉维生素 D 缺乏性佝偻病患儿临床表现的观察、护理及健康教育，学会运用护理程序方法对佝偻病患儿进行护理评估，列出护理诊断，制订并实施相应的护理措施。

【见习内容】

维生素 D 缺乏性佝偻病患儿的护理。

【见习方法】

临床见习。教师讲解维生素 D 缺乏性佝偻病患儿病史收集的内容及要点;带领学生接触患儿,收集病史;学生应用护理程序的方法,以讨论的方式进行护理评估、列出护理诊断及护理措施;最后教师点评。

一、维生素 D 缺乏性佝偻病患儿病史收集的内容及要点

(一) 健康史

了解患儿的喂养史、饮食习惯及生长发育情况;患儿是否早产及围生期补钙情况;是否存在日光照射不足或喂养不合理;有无胃肠道或肝胆疾病影响维生素 D 及钙磷的吸收和利用;有无生长过速而未能及时补充营养素等。

(二) 身心状况

测量患儿身高、体重。评估其有否骨骼改变、肌肉松弛和非特异性神经精神表现;观察有否消化功能紊乱、心肺功能障碍、智能发育及免疫功能受影响等重症佝偻病等表现;判断其临床分期。

评估家长对该病的病因、护理方法的了解程度,有无不良情绪。

临床分期:

1. 初期(早期)　多见于 3 个月以内小婴儿,主要表现为易激惹、烦躁、睡眠不安、夜间啼哭等非特异性神经精神症状,常伴与室温季节无关的多汗,出现枕秃。

2. 激期(活动期)　除有上述症状外,主要表现为骨骼改变、运动功能以及智力发育迟缓。①头部骨骼改变:3~6 个月患儿可见颅骨软化;7~8 个月患儿可有方颅,严重时呈鞍状或十字状颅形;前囟增宽及闭合延迟。②胸廓畸形:多见于 1 岁左右小儿,可见佝偻病串珠、郝氏沟、鸡胸、漏斗胸。③四肢:可见佝偻病手镯或脚镯、“O”形腿或“X”形腿。

3. 恢复期　临床症状和体征减轻或接近消失,精神活泼,肌张力恢复。

4. 后遗症期　临床症状消失,仅遗留不同程度的骨骼畸形。

(三) 辅助检查

查阅实验室及其他检查报告单:血生化及骨骼 X 线检查为诊断“金标准”,血清 $25\text{-(OH)}D_3$ 下降,PTH 升高,血钙下降;X 线检查长骨钙化带稍模糊或消失。

二、病　　例

病史:张××,男,10 个月。因夜间经常哭闹、多汗 15 天就诊。2 个月开始人工喂养,至今未添加辅食,少户外活动。

护理体检:体温 36.5℃. 脉搏 100 次/分,呼吸 26 次/分,体重 7kg。营养不良,精神稍差,头发稀疏,有枕秃、方颅,前囟偏大,乳牙未萌出。

辅助检查:X 线检查示干骺端明显增宽,骨干密度减低。

请做护理评估并列出护理诊断、护理措施。

三、讨　　论

(一) 护理评估

该患儿有不合理的人工喂养史和缺乏户外活动,有非特异性神经精神表现和骨骼改变,结合 X 线检查结果,得出患儿的诊断是维生素 D 缺乏性佝偻病。

（二）护理诊断/问题

1. 营养失调，低于机体需要量 与日光照射不足和维生素 D 缺乏有关。

2. 潜在并发症 骨骼畸形。

3. 有感染的危险 与免疫功能低下有关。

4. 知识缺乏 患儿家长缺乏佝偻病的预防及护理知识。

（三）护理措施

1. 户外活动 指导家长每日带患儿进行一定时间的户外活动，夏季应避免太阳直射，冬季室内活动时可开窗，让紫外线能够透过。

2. 补充维生素 D 添加辅食，给予富含维生素 D、钙、磷和蛋白质的食物。可遵医嘱供给适量维生素 D 制剂。

3. 预防骨骼畸形和骨折 衣着柔软、宽松，盖被松软；避免久坐以防脊柱后突畸形；避免久站和早行走，以防下肢弯曲形成“O”形或“X”形腿。护理操作时避免重压和强力牵拉。

4. 预防感染 保持室内空气清新，温湿度适宜，阳光充足，防止交叉感染；保持皮肤清洁干燥，避免受凉感冒。

5. 健康教育 给患儿父母讲述有关疾病的预防、护理知识；选择富含维生素 D、钙、磷和蛋白质的食物，并及时添加辅食；以示范和指导练习的方式教授户外活动、日光浴、服维生素 D 的方法。

【思考题】

（1）佝偻病的常见病因有哪些？

（2）如何预防佝偻病？

维生素 D 缺乏性手足搐搦症

【见习要求】

通过临床见习，加深对本章节理论知识的理解，进一步了解维生素 D 缺乏性手足搐搦症的原因，熟悉其临床表现及临床诊断，掌握其护理要点和方法。

【见习内容】

维生素 D 缺乏性手足搐搦症患儿的护理。

【见习方法】

临床见习。教师指导或讲解维生素 D 缺乏性手足搐搦症患儿病史收集的内容及要点；带领学生接触患儿，收集病史；学生应用护理程序的方法，以讨论的方式进行护理评估、列出护理诊断及护理措施；最后教师点评。

一、维生素 D 缺乏性手足搐搦症患儿病史收集的内容及要点

（一）健康史

了解患儿的喂养史、饮食习惯以及生长发育情况，注意是否存在食用含磷过高的奶制品、日光照射增加或使用大量维生素 D；有无合并发热、感染和饥饿。

（二）身心状况

评估患儿的体格情况，测量身高、体重、头围。注意是否有惊厥、手足抽搐、喉痉挛发作等典型临床表现，有否伴有烦躁、睡眠不安、易惊、夜啼、多汗等症状。面神经征、陶瑟征及腓反射是否阳性。

评估家长对该病的病因、护理方法的了解程度,有无焦虑等不良情绪。

（三）辅助检查

查阅血钙检查结果:总血钙<1.75～1.8mmol/L,或血清钙离子浓度<1.0mmol/L。

二、病　　例

病史:李××,男,11个月。因出现两眼上翻、四肢抽动、面色青紫、舌咬伤而入院。混合喂养,辅食添加少。无抽搐史。

护理体检:体温36.4℃,心率100次/分,呼吸30次/分,体重8kg。患儿营养稍差,精神状态可,活动自如,心肺(-);面神经征阳性,其他神经系统检查无异常。

辅助检查:血清钙离子浓度0.8mmol/L。

请做护理评估并列出护理诊断、护理措施。

三、讨　　论

（一）护理评估

根据患儿不合理的喂养史及有惊厥、手足抽搐史,结合血清钙离子浓度检查结果,得出患儿的诊断是维生素D缺乏性手足搐搦症。

（二）护理诊断/问题

1. 潜在并发症　惊厥发作。

2. 有窒息的危险　与惊厥、喉痉挛发作有关。

3. 营养失调,低于机体需要量　与维生素D缺乏有关。

（三）护理措施

1. 控制惊厥,防止喉痉挛　病室保持安静,避免引起躁动或意外伤害。遵医嘱立即使用镇静剂、缓慢静脉推注(10分钟以上)或滴注钙剂,并监测心率,避免血钙骤升发生心跳骤停;避免药液外渗造成局部组织坏死。

2. 保持呼吸道通畅　密切观察惊厥、喉痉挛的发作情况。一旦发生,立即清除口鼻分泌物、吸氧,将患儿头偏向一侧,舌头拉出口外;在上、下门齿间放置牙垫,避免舌再次被咬伤。必要时行气管插管或气管切开。

3. 补充维生素D,适量补充钙　口服钙剂时与乳类分开,最好在两餐之间服用,以免影响钙的吸收。加强口腔、皮肤等护理。

4. 健康教育　指导家长合理喂养及作适当的户外活动;教会家长观察惊厥、喉痉挛发作时的表现以及简单的处理方法,如使患儿平卧、松开衣领、颈部伸直、头后仰,以保持呼吸道通畅,同时呼叫医护人员。指导家长出院后按医嘱给小儿补充维生素D和钙剂。

【思考题】

(1) 如何预防窒息?

(2) 患儿发生惊厥你将如何处理?

（高永芳）

第九章　消化系统疾病患儿的护理

第一节　口　　炎

【见习要求】

通过临床见习，熟悉各型口炎患儿临床表现的观察、护理及健康教育，学会运用护理程序方法对各型口炎患儿进行护理评估，列出护理诊断，制订并实施相应的护理措施。

【见习内容】

各型口炎患儿的护理。

【见习方法】

临床见习。教师指导或讲解各型口炎患儿病史收集的内容及要点之后，带领学生接触患儿、收集病史；随后学生以讨论的方式进行评估、诊断并制订相应护理措施；最后由教师点评。

一、各型口炎患儿病史收集的内容及要点

（一）健康史

评估患儿有无不适当的擦拭口腔或饮食过热史；有无奶具消毒及哺乳前清洁乳头的习惯；患儿有无营养不良等全身性疾病；有无长期使用广谱抗生素。

（二）身心状况

评估患儿是否有烦躁、哭闹、发热、拒乳、流涎、淋巴结肿大等症状及出现的时间。评估患儿口腔黏膜情况，有无口腔黏膜红肿、溃疡、疱疹及分布范围。

评估家长对该病的病因、护理方法的了解程度，有无焦虑等情绪。了解患儿所在托幼机构有无采取消毒隔离措施。

（三）辅助检查

查阅口腔黏膜渗出物涂片及血常规检查结果。

二、病　　例

病史：黄××，女，1岁6个月。因发热伴流涎2天而就诊。患儿2天前出现发热，体温38~39.2℃；哭闹不止，流涎，拒食。无咳嗽、流涕、呕吐、腹泻病史，曾在某医院诊治，口服利巴韦林颗粒剂，仍高热。否认皮肤感染史。

护理体检：体温40℃，心率120次/分，呼吸30次/分，体重12.0kg。精神委靡，烦躁不安；两侧颌下淋巴结黄豆大小，有压痛。全身皮肤未见破溃、皮疹；囟门已闭。齿龈、唇内、舌、颊部黏膜出现单个或成簇的小疱疹，直径2~3mm，周围有红晕，部分已破溃形成溃疡，有黄白色纤维素性分泌物覆盖；咽部充血明显。心肺（-），腹部（-）。神经系统检查：克氏征（+），布氏征（+）。

辅助检查：血常规示白细胞 $9.8\times10^9/L$，N：0.4，L：0.6，血红蛋白118g/L。

请做护理评估并列出护理诊断、护理措施。

三、讨　　论

(一) 护理评估

根据口腔黏膜多部位出现单个或成簇的小疱疹,溃疡面覆盖黄白色纤维素性分泌物,颌下淋巴结肿大压痛,以及发热、流涎、拒食、烦躁等临床表现,结合实验室检查,患儿的诊断是疱疹性口炎。

(二) 护理诊断

1. 口腔黏膜受损　与护理不当、口腔不洁及病原体感染有关。

2. 疼痛　与口腔黏膜炎症和破损有关。

3. 体温过高　与口腔感染有关。

4. 知识缺乏　家长缺乏有关口炎的护理及预防知识。

(三) 护理措施

1. 口腔护理　鼓励多饮水,保持口腔黏膜湿润和清洁,减少口腔细菌繁殖。及时清除流涎,保持皮肤干燥、清洁,避免引起皮肤湿疹及糜烂。

2. 正确涂药　炎症局部可涂碘苷抑制病毒,亦可喷西瓜霜、锡类散等中药;为预防继发感染可涂 2.5%~5%金霉素鱼肝油。涂药前应先将纱布或干棉球放在颊黏膜腮腺管开口处或舌系带两侧以隔断唾液,再用干棉球将病变部黏膜表面吸干净后方能涂药。涂药后嘱患儿闭口 10 分钟,然后取出纱布或棉球,不可立即漱口、饮水或进食。

3. 饮食护理　以高能量、高蛋白、富含维生素的温流质或半流质为宜。因口腔黏膜糜烂、溃疡引起疼痛影响进食,在进食前可局部涂 2%利多卡因溶液,同时避免摄入刺激性食物。

4. 监测体温　体温超过 38.5℃时,予物理降温,必要时给予药物降温。同时做好皮肤护理。

5. 健康教育　向家长讲解口炎发生的原因、影响因素及护理。指导食具专用,做好清洁消毒工作。纠正小儿吮指不良习惯,培养其进食后漱口的卫生习惯。宣传均衡营养对提高机体抵抗力的重要性,避免偏食、挑食,培养良好的饮食习惯。

【思考题】

(1) 各型口炎临床鉴别要点如何?

(2) 各型口炎如何进行口腔护理?

(3) 如何进行健康指导?

第二节　小儿腹泻

【见习要求】

通过临床见习,熟悉各型腹泻患儿的临床表现的观察、护理及健康教育,学会运用护理程序方法对各型腹泻患儿进行护理评估,列出护理诊断,制订并实施相应的护理措施。

【见习内容】

腹泻患儿的护理。

【见习方法】

临床见习。教师指导或讲解各型腹泻患儿病史收集的内容及要点之后,带领学生接触患儿、收集病史;随后学生以讨论的方式进行评估、诊断并制订相应护理措施;最后由教师点评。

一、腹泻患儿病史收集的内容及要点

(一) 健康史

详细了解喂养史包括喂养方式,人工喂养儿喂何种乳品,配制浓度、喂哺次数及量,添加辅食及断奶情况,有无不洁饮食史;既往有无腹泻史,有无其他疾病及长期使用抗生素史。

(二) 身心状况

了解患儿腹泻开始的时间,大便次数、颜色、性状、量、气味,有无发热、呕吐、腹胀、腹痛、里急后重等不适。观察患儿神志、体温、脉搏、呼吸、皮肤黏膜情况和营养状况;记录24小时出入量,测量患儿体重,观察前囟、眼窝、皮肤弹性、循环情况,评估脱水的程度和性质;检查肛周皮肤有无发红、发炎和破损。

了解家长的心理状态及对疾病的认识程度,是否缺乏小儿喂养、饮食卫生、疾病护理等知识;评估患儿家庭居住条件、经济状况、生活习惯等。

(三) 辅助检查

查阅血常规、粪便检查、血液生化检查等结果。粪便检查有助于判断致病菌。血液生化检查及血气分析可了解水电解质、酸碱平衡紊乱程度和性质。

二、病　　例

病史:彭××,女,9个月。因腹泻伴呕吐3天入院。患儿3天前开始排黄色水样便,约10次/日,无黏液及脓血,无特殊臭味;伴喷射样呕吐,为胃内容物;尿量较前明显减少。曾在门诊抗感染及静脉输液治疗,症状好转但仍有反复,今又出现发热。牛乳喂养,每日4~5餐,约800ml/d;饮水量约500ml/d。发病后睡眠较差。

护理体检:体温38℃,心率110次/分,呼吸32次/分,体重9.8kg。神志清楚,精神反应可;皮肤稍干燥,前囟稍凹陷,颜面稍浮肿,哭时少泪,口唇稍干燥;咽部充血;腹稍胀,肠鸣音亢进,8~10次/分,四肢肌张力正常。

辅助检查:血气分析:pH 7.27,PCO_2 31mmHg,K^+ 2.6mmol/L,Na^+ 120mmol/L,Ca^{2+} 1.13mmol/L,HCO_3^- 14.2mmol/L,BE -11.6mmol/L,THbc 9.0g/dl;ELISA法检测轮状病毒抗体阳性;大便镜检有少量白细胞。

请做出护理评估并列出护理诊断、护理措施。

三、讨　　论

(一) 护理评估

根据起病急,病初即出现呕吐,大便次数多、量多,呈黄色水样,有明显脱水表现,结合实验室检查,得出患儿的诊断是:①轮状病毒感染性腹泻;②代谢性酸中毒伴水、电解质紊乱。

(二) 护理诊断

1. 体液不足　与腹泻、呕吐引起胃肠道液体丢失过多和摄入量不足有关。

2. 营养失调,低于机体需要量　与腹泻、呕吐丢失过多和摄入量不足有关。

3. 体温过高　与肠道感染有关。

4. 有皮肤完整性受损的危险 与频繁排便刺激皮肤有关。

（三）护理措施

1. 调整饮食 暂禁食（不禁水），待腹泻次数减少后，可进食半流质如粥、面条等，少量多餐，随着病情稳定和好转，逐步过渡到正常饮食。患儿为轮状病毒感染，不宜以蔗糖喂养，暂停乳类喂养，代之以豆制品或发酵奶，以减轻腹泻，缩短病程。

2. 严密观察病情，准确执行液体疗法

（1）记录呕吐、排尿和排便的次数、量和性状，及时留取标本送检。尤其注意补液后第一次排尿时间，比较补液前后脱水纠正情况。

（2）观察皮肤弹性、温度及精神状态，正确估计丢失量，遵医嘱补液。遵循先盐后糖、先快后慢、见尿补钾的补液原则，8～12 小时内补足累计损失量。

（3）观察患儿低血钾、低血钠、酸中毒纠正情况，协助医生及时监测血液酸碱度及电解质变化；遵医嘱静脉补碱及补充电解质。

（4）高热时给予头部冰敷等物理降温措施，及时擦汗更衣，做好口腔及皮肤护理。

3. 维持皮肤完整性 选用柔软透气性好的尿布，尽可能使肛周皮肤充分呼吸；指导家长勤换尿布，尿布清洗后消毒或在阳光下暴晒；每次便后用温水清洗臀部并吸干；局部皮肤发红处涂以 5%鞣酸软膏或 40%氧化锌油并按摩片刻，促进局部血液循环。因为女婴尿道口接近肛门，应注意会阴部的清洁，预防上行性尿路感染。

4. 健康教育

（1）护理指导：向家长解释腹泻的病因、潜在并发症及相关的治疗措施；指导家长正确洗手并做好污染尿布及衣物的处理、出入量的监测及脱水表现的观察；说明调整饮食的重要性；指导家长配制和使用 ORS 溶液，强调应少量多次饮用，呕吐不是禁忌证。

（2）做好预防措施：注意饮食卫生、食物新鲜和食具清洁消毒；加强患儿体格锻炼，适当户外活动；指导合理喂养；气候变化时防止患儿受凉或过热；避免长期滥用广谱抗生素。

【思考题】

（1）引起小儿腹泻常见的原因有哪些？

（2）腹泻患儿如何进行饮食调整？

（3）腹泻患儿病情观察要点有哪些？

（廖少玲）

第十章　呼吸系统疾病患儿的护理

第一节　急性上呼吸道感染

【见习要求】

通过临床见习,熟悉急性上呼吸道感染患儿临床表现的观察、护理及健康教育,学会运用护理程序方法对急性上呼吸道感染患儿进行护理评估,列出护理诊断,制订并实施相应的护理措施。

【见习内容】

急性上呼吸道感染患儿的护理。

【见习方法】

临床见习。教师指导或讲解急性上呼吸道感染患儿病史收集的内容及要点之后,带领学生接触患儿、收集病史;随后学生以讨论的方式进行评估、诊断并制订相应护理措施;最后由教师点评。

一、急性上呼吸道感染患儿病史收集的内容及要点

(一) 健康史

询问患儿有无保暖不当受凉病史,既往有无佝偻病、营养不良、先天性心脏病、营养性缺铁性贫血的病史;有无居住环境拥挤、通风不良、空气污浊的情况,以及预防接种情况和传染病接触史。

(二) 身心状况

评估患儿的精神状态及反应。注意有无鼻咽部卡他症状,有无呼吸不畅、声嘶、咳嗽、咳痰,有无畏光、流泪、结合膜充血,鼻腔黏膜是否充血、水肿及有无分泌物,咽部是否充血、有无灰白色疱疹及溃疡,扁桃体及颌下、耳后淋巴结是否肿大、触痛。有无皮疹、发热,是何热型。有无全身中毒症状,是否伴有呕吐、腹泻、腹痛、烦躁不安,甚至高热惊厥。

了解患儿是否因不适而烦躁哭闹;医院的陌生环境有无导致患儿恐惧不安;家长是否担心并发症及治疗费用而产生紧张、焦虑等情绪。同时注意评估流行病学情况。

(三) 辅助检查

查阅实验室及其他检查报告单:血常规可区别病毒和细菌感染,病毒和病毒抗原的测定可判断病毒的类型,细菌培养判断细菌类型,胸部X线检查可明确是否合并支气管炎、支气管肺炎。

二、病　　例

病史:张××,女,10个月。因发热2天就诊。2天前患儿因受凉出现发热、烦躁不安、张口呼吸、拒奶,体温38.9~39.6℃。睡眠差,尿量偏少,大便正常。

护理体检:体温39.2℃,脉搏146次/分,呼吸40次/分。发育正常,营养中等,精神疲倦,面色潮红,咽部充血;双肺呼吸音稍粗,未闻及干、湿啰音,心脏(-)。

辅助检查:血常规示白细胞5.5×10^9/L,N:0.35,L:0.65,血红蛋白100g/L。

请做出护理评估并列出护理诊断、护理措施。

三、讨　　论

（一）护理评估

根据患儿发热、烦躁不安、张口呼吸、拒奶及咽部充血等表现，结合血常规检查可诊断为急性上呼吸道感染。

（二）护理诊断

1. 舒适的改变　与鼻塞有关。

2. 体温过高　与上呼吸道炎症有关。

（三）护理措施

1. 一般护理　注意休息，减少活动，做好呼吸道隔离，患儿与其他小儿分室居住，接触患儿时应戴口罩。

2. 促进舒适　及时清除鼻腔及咽喉部分泌物，保持呼吸道通畅。在哺乳前 15 分钟用 0.5% 麻黄碱液滴鼻，使鼻腔通畅以保证吸吮。避免捏住患儿双侧鼻孔用力擤鼻涕，以免鼻咽腔压力增加使炎症经咽鼓管向中耳扩散而引起中耳炎。

3. 发热的护理

（1）卧床休息，保持室内安静。衣被不可过厚，及时擦汗更衣，保持口腔及皮肤清洁。

（2）密切监测体温变化，观察热型及发热伴随症状。体温 38.5℃以上时应给予物理降温或药物降温；使用降温措施后半小时，复测体温观察降温效果。

（3）有发热惊厥史、家族史的患儿，警惕惊厥的发生。高热烦躁时，按医嘱使用镇静药及解热药。发热惊厥时，立即将患儿头偏向一侧，解开衣领，防止外伤，并报告医生进行处理。

4. 保证充足的营养和水分　给予高维生素、高热量、清淡易消化的流质、半流质饮食，少食多餐，不宜进食过烫、辛辣食物。多喝温开水以利于散热，促进毒素、代谢产物的排泄。必要时静脉补充营养和水分。

5. 健康教育　指导家长掌握小儿上呼吸道感染的预防知识，懂得相应的应对技巧。

（1）居住环境应清洁、安静、光线充足，定时开窗换气，但避免对流风直接吹患儿。如呼吸道感染有流行趋势，应早期隔离患儿，可用食醋熏蒸消毒居室。

（2）合理喂养小儿，及时添加辅食，加强营养，并注意营养均衡，纠正偏食。

（3）注意加强体育锻炼，多进行户外活动，多晒太阳；穿衣要适当，避免过热或过冷，以防着凉。在上感的高发季节，尽量少去公共场所。

【思考题】

（1）如何预防小儿上呼吸道感染？

（2）简述小儿发热的护理。

第二节　急性支气管炎

【见习要求】

通过临床见习，熟悉急性支气管炎患儿临床表现的观察、护理及健康教育，学会运用护理程序方法对急性支气管炎患儿进行护理评估，列出护理诊断，制订并实施相应的护理措施。

【见习内容】

急性支气管炎患儿的护理。

【见习方法】

临床见习。教师指导或讲解急性支气管炎患儿病史收集的内容及要点之后,带领学生接触患儿、收集病史;随后学生以讨论的方式进行评估、诊断并制订相应护理措施;最后由教师点评。

一、急性支气管炎患儿病史收集的内容及要点

(一) 健康史

询问有无上呼吸道感染史;既往有无反复发作史、湿疹或其他过敏史;是否为特异性体质;询问小儿的预防接种史和急性传染病接触史;有无免疫功能下降、营养障碍性疾病等。

(二) 身心状况

评估患儿的精神状态及反应,注意有无上呼吸道感染史及发热、纳差、乏力、呕吐、腹泻等全身症状。肺部听诊有无呼吸音粗糙及不固定散在的干、湿啰音。有无类似哮喘的临床表现等。

评估患儿是否因呼吸困难而产生焦虑;住院患儿是否因环境陌生及与父母分离而使焦虑加重。家长是否因缺乏对该病的发病原因、护理和预防知识,担心患儿会发展成为支气管哮喘而产生焦虑。

(三) 辅助检查

查阅血常规及胸部 X 线片等检查报告单。

二、病　　例

病史:李××,男,1 岁。因发热、咳嗽 3 天入院。患儿 3 天前因受凉后出现鼻塞、流清涕、咳嗽,体温 38.8℃,按上呼吸道感染治疗未见好转,咳嗽渐加重。

护理体检:体温 38.5℃,脉搏 126 次/分,呼吸 36 次/分。一般情况尚可,营养中等,神志清楚,口唇无发绀,咽部充血,双肺呼吸音粗,可闻及不固定的散在干、湿啰音。

辅助检查:①血常规示白细胞 $15.5\times10^9/L$,N:0.63,L:0.37。②胸部 X 线片可见肺门阴影增浓,肺纹理增粗。

请做出护理评估并列出护理诊断、护理措施。

三、讨　　论

(一) 护理评估

根据发热、咳嗽、肺部可闻干、湿啰音等临床表现,结合血常规及胸部 X 线片检查结果,患儿的诊断是急性支气管炎。

(二) 护理诊断

1. 清理呼吸道无效　与痰液黏稠不易咳出导致气道分泌物堆积有关。

2. 体温过高　与细菌感染有关。

3. 舒适的改变　与鼻塞和频繁咳嗽有关。

(三) 护理措施

1. 一般护理

(1) 环境与休息:保持室内空气清新,每天定时通风,维持室内温度在 20~22℃、湿度为

55%~65%,以减少对支气管黏膜的刺激,利于排痰。患儿应减少活动,增加休息时间;卧床时头胸部稍抬高,注意保暖。

(2) 保证充足营养:给予营养丰富、易消化的饮食,少量多餐进食,耐心喂养。

(3) 可在进食后喂适量开水以清洁口腔,保持口腔清洁。

2. 保持呼吸道通畅　观察咳嗽、咳痰情况;指导并协助家长给患儿翻身及拍背,以促使呼吸道分泌物的排出;鼓励多给患儿喂水,使痰液稀释易于咳出。

3. 发热的护理　体温>38.5℃时,应及时采取物理或药物降温,防止发生惊厥。及时评价降温效果,擦汗更衣,防止虚脱。

4. 病情观察　观察呼吸频率、节律及深浅度,观察咳嗽是否加重,痰量是否增加,有无喘息、发绀;观察有无高热、气促、呼吸困难、发绀、鼻翼扇动、三凹征等肺炎的表现。

5. 用药护理　使用抗生素类药物时注意观察药物的疗效及不良反应。

6. 健康教育　加强营养,适当开展户外活动,增强机体对气温变化的适应能力。根据气温变化增减衣服,避免受凉或过热。在呼吸道疾病流行期间,尽量不去公共场所,以免交叉感染。按时预防接种,增强机体的免疫能力。

【思考题】

简述小儿支气管炎护理要点有哪些?

第三节　肺　　炎

【见习要求】

通过临床见习,熟悉肺炎患儿临床表现的观察、护理及健康教育,学会运用护理程序方法对肺炎患儿进行护理评估,列出护理诊断,制订并实施相应的护理措施。

【见习内容】

肺炎患儿的护理。

【见习方法】

临床见习。教师指导或讲解肺炎患儿病史收集的内容及要点之后,带领学生接触患儿、收集病史;随后学生以讨论的方式进行评估、诊断并制订相应护理措施;最后由教师点评。

一、肺炎患儿病史收集的内容及要点

(一) 健康史

详细询问病史,了解有无反复呼吸道感染史,发病前是否有麻疹、百日咳等呼吸道传染病;询问出生时是否足月顺产,有无窒息史;生后是否按时进行预防接种;喂养情况及生长发育是否正常,有无佝偻病、营养不良、缺铁性贫血、先天性心脏病等病史;其活动社区居民和家庭成员是否患有呼吸道疾病。

(二) 身心状况

评估患儿的精神状态及反应。注意有无发热、咳嗽、咳痰,体温升高的程度、热型,咳嗽、咳痰的性质,有无呼吸增快、心率增快、肺部啰音;有无气促、鼻翼扇动、三凹征及发绀等症状和体征。有无极度烦躁、面色苍白或发灰,呼吸>60次/分,心率>160次/分,心音低钝、肝脏短期内急剧增大等心衰表现。有无呼吸不规则或双吸气或抽泣样呼吸、嗜睡、抽搐、昏迷、前囟和瞳孔异常等中毒性脑病表现。有无腹胀、肠鸣音减弱或消失等中毒性肠麻痹表现。

了解患儿既往是否有住院的经历、家庭经济情况如何、父母的文化程度及对本病的认识程

度等。评估患儿是否有因发热、咳嗽等不适及环境陌生产生的焦虑和恐惧，是否有哭闹、易激惹等表现，是否因住院要中断学习而产生焦虑情绪及孤独感。家长是否有因患儿住院时间长、家庭正常生活秩序被打乱，同时有关知识缺乏等产生的焦虑不安、抱怨的情绪。

（三）辅助检查

查阅实验室及其他检查报告单：血常规、病原学及胸部 X 线检查可明确致病微生物和了解病情严重程度。

二、病　　例

病史：陈××，3 岁。以发热、咳嗽 4 天，加重 1 天为主诉入院。4 天前患儿受凉后出现咳嗽，测体温 39.6℃，家长自行给服感冒药无效，当天上午患儿出现烦躁不安，气促加重，咳嗽剧烈，尿量减少。病程中患儿食欲差，不能安睡。既往体质弱，有反复支气管炎、支气管肺炎病史。

护理体检：体温 39.3℃，心率 182 次/分，呼吸 65 次/分，血压 80/65mmHg。神志清楚，精神委靡，自动体位。呼吸急促，唇周发绀，鼻翼扇动，面色苍白；两侧瞳孔等大等圆，对光反射灵敏；咽部充血，双侧扁桃体Ⅱ度肿大；颈无抵抗。轻度鸡胸，双侧胸廓对称，明显吸气三凹征；双肺呼吸音粗，双肺可闻及中细湿啰音；心音低钝，奔马律；肝右肋下 3.5cm，质软，脾未及。无脑膜刺激征，病理反射未引出。

辅助检查：血常规示白细胞 19×10^9/L，N：0.70，L：0.30，血红蛋白 110g/L。尿便常规无异常。CRP 45mg/L。病原学检查痰液培养肺炎链球菌阳性，血培养阴性。在吸氧条件下血 pH 7.3，PaO_2 7.3kPa，$PaCO_2$ 6.5kPa，BE −5mmol/L。生化检查心肌酶谱正常。X 线胸片示双肺小斑片状浸润，以双肺下野、心膈角及中内带居多，心影增大。心电图示窦性心动过速。

请做出护理评估并列出护理诊断、护理措施。

三、讨　　论

（一）护理评估

根据发热、咳嗽、呼吸困难，呼吸 65 次/分，烦躁不安、面色苍白、唇周明显发绀，心率 182 次/分，奔马律，肺部中细湿啰音，肝右肋下 3.5cm，尿量减少，结合实验室检查可诊断为：①支气管肺炎；②心力衰竭。

（二）护理诊断

1. 气体交换受损　与肺部炎症、心力衰竭有关。
2. 体温过高　与肺部感染有关。
3. 营养失调，低于机体需要量　与摄入不足、消耗增加有关。
4. 心输出量减少　与心脏收缩力降低有关。

（三）护理措施

1. 环境与休息　病室定时通风换气，但避免直接对流。室温保持在 20～22℃、相对湿度为 55%～65%为宜。嘱患儿卧床休息，减少活动，取半坐卧位。保持皮肤及床单位的清洁，使患儿感到舒适；各种治疗、护理尽量集中进行，减少患儿哭闹，以降低机体的耗氧量。

2. 氧疗　及早给予氧气吸入，以改善低氧血症。鼻导管或面罩给氧，氧流量为 2～4L/min，氧浓度不超过 40%；出现呼吸衰竭时，应用呼吸器辅助呼吸。氧疗过程中应经常检查吸氧导管是否通畅、吸氧流量是否正确、患儿缺氧症状是否改善,发现问题要及时处理。

3. 保持呼吸道通畅　及时清除鼻腔分泌物和呼吸道痰液。指导并示范患儿做有效的咳嗽。勤更换体位,协助翻身拍背。保持患儿摄入充足的水分,以降低分泌物的黏稠度。

4. 发热的护理　体温>38.5℃时,应及时采取物理或药物降温,防止发生惊厥。及时评价降温效果,擦汗更衣,防受凉。

5. 营养及水分的供给　予清淡、易消化、富有多种维生素的流质或半流质饮食,宜少量多餐,避免过饱。恢复期给予营养丰富、高热量食物。不能进食时,予静脉输液补充热量和水分。

6. 病情观察　监测生命体征,特别注意观察呼吸的频率、节律、型态及心率、心律情况,如呼吸困难及心力衰竭无改善,甚至加重,应立即报告医师,并准备好抢救用物。

7. 健康教育　向患儿家长讲解疾病的有关知识和护理要点,教会家长处理呼吸道感染的方法,使患儿在疾病早期能得到及时的控制。痊愈后加强锻炼,适当进行户外活动,减少呼吸道感染的发生。

【思考题】

(1) 简述重症肺炎患儿病情观察要点。

(2) 肺炎患儿如何保持呼吸道通畅?

(3) 肺炎患儿缺氧时,进行氧疗应注意哪些事项?

第四节　支气管哮喘

【见习要求】

通过临床见习,熟悉支气管哮喘患儿临床表现的观察、护理及健康教育,学会运用护理程序方法对支气管哮喘患儿进行护理评估,列出护理诊断,制订并实施相应的护理措施。

【见习内容】

支气管哮喘患儿护理。

【见习方法】

临床见习。教师指导或讲解支气管哮喘患儿病史收集的内容及要点之后,带领学生接触患儿、收集病史;随后学生以讨论的方式进行评估、诊断并制订相应护理措施;最后由教师点评。

一、支气管哮喘患儿病史收集的内容及要点

(一) 健康史

详细询问病史,了解有无反复呼吸道感染史,以往有无湿疹、变应性鼻炎、食物或药物过敏史、家族史及居住环境情况;发病前是否有麻疹、百日咳等呼吸道传染病;询问出生时是否足月顺产,有无窒息史;生后是否按时进行预防接种疫苗,患儿生长发育是否正常,其活动社区居民和家庭成员是否患有呼吸道疾病。

(二) 身心状况

评估患儿的精神状态及反应。注意有无发热、咳嗽、咳痰,体温升高的程度、热型,咳嗽、咳痰的性质,有无呼气性呼吸困难和喘鸣音,是否以夜间和晨起为重;发病前有无刺激性干咳、喷嚏、流泪等先兆症状;有无喘憋、烦躁、面色苍白、青紫、咳嗽不止、出汗等哮喘持续状态临床表现。如气道梗阻严重,呼吸音可明显减弱,喘鸣音亦随之消失,严重病例可并发心力衰竭。

了解患儿既往是否有住院的经历、家庭经济情况如何、父母的文化程度及对本病的认识程度等。评估患儿是否有因发热、缺氧等不适及环境陌生产生的焦虑和恐惧,是否有哭闹、易激惹

等表现,是否因住院要中断学习而产生焦虑情绪及孤独感。患儿家长是否有因患儿住院时间长、知识缺乏等产生的焦虑不安、抱怨的情绪。

(三) 辅助检查

查阅血常规、肺功能测定和胸部 X 线检查等实验室报告单,有助于了解病情;用可疑的过敏原做皮肤试验有助于明确过敏原。

二、病　　例

病史:冯××,男,11 个月。因咳嗽、气喘 5 天入院。阵发性咳嗽伴咳黄色黏稠痰液,伴流涕、气喘,晨起较明显,夜间睡眠时汗多,无发热、发绀,在当地治疗症状无明显好转而转诊。有哮喘病及青霉素类药物过敏史;反复咳喘 6 个月,多次住院治疗。

护理体检:体温 36.5℃,心率 124 次/分,呼吸 36 次/分,体重 8kg。精神差,易哭闹,无发绀,双肺呼吸音粗,可闻及中等量喘鸣音及小水泡音,心律整齐,心音有力,未闻及病理性杂音,腹软,无压痛,肝脾肋下未及,肠鸣音正常。

辅助检查:血常规示白细胞 9.6×10^{9}/L,N:0.30,L:0.52,E:0.12,红细胞 6.10×10^{12}/L,血小板 423×10^{9}/L。

请做出护理评估并列出护理诊断、护理措施。

三、讨　　论

(一) 护理评估

患儿反复咳喘 6 个月,双肺闻及喘鸣音,有哮喘病及青霉素类药物过敏史,结合实验室检查可诊断为支气管哮喘。

(二) 护理诊断

1. 低效性呼吸型态　与支气管痉挛、气道阻力增加有关。

2. 清理呼吸道无效　与呼吸道分泌物多、黏稠及体弱无力排痰有关。

3. 活动无耐力　与缺氧有关。

4. 焦虑　与家长缺乏哮喘的防护知识有关。

(三) 护理措施

1. 环境与休息　保持病室空气清新,温湿度适宜,避免灰尘飞扬,病室不宜摆放花草,不使用羽毛制品。患儿应卧床休息至症状消失,卧位以舒适为宜。

2. 饮食　给予营养丰富、易消化的流质或软食,少量多餐,注意勿食刺激性食物和冷饮等,以免诱发哮喘。指导家长多喂水,以利于痰液稀释。

3. 维持气道通畅,缓解呼吸困难

(1) 哮喘发作时,立即取半坐卧位或坐位,也可抱起患儿让其斜靠臂上;给予氧气吸入,浓度为 40%;定时查血气分析,并根据其结果调节氧流量。

(2) 遵医嘱给予支气管扩张剂、肾上腺皮质激素和抗生素,并评价其效果和副作用。

(3) 指导并协助家长为患儿拍背或胸部叩击,以促进排痰。给予雾化吸入,必要时可遵医嘱给予祛痰的药物及吸痰。

(4) 出现呼吸衰竭时及时予机械辅助呼吸。

4. 密切观察病情的变化

（1）观察是否有胸闷、鼻咽痒、咳嗽、打喷嚏等哮喘发作先兆症状，一旦出现应尽早采取相应措施。

（2）观察患儿血压、脉搏、呼吸、神志、发绀和尿量等情况，及时发现呼吸衰竭及自发性气胸等并发症。若患儿出现呼吸困难加重、大汗淋漓、心率增快、血压下降、呼吸音减弱等表现，应及时向医生报告，并积极配合进行抢救。

5. 做好心理护理　保证患儿安静休息，尽量避免哭闹，以减少氧消耗；必要时给予镇静剂。哮喘发作时，守护并安慰患儿，尽量满足其合理的要求。

6. 健康教育

（1）向患儿家长解释哮喘发作的诱因、治疗过程及预后，指导他们用正确的态度对待患儿。协助家长确认哮喘发作的因素，评估家庭及生活环境的过敏原，避免接触过敏原，去除各种诱发因素。

（2）加强营养，积极进行体格锻炼，增强体质，预防呼吸道感染。但要避免剧烈运动及精神紧张。

（3）教会家长辨认哮喘发作的早期征象、发作表现及适当的处理方法。

（4）门诊随诊，以控制哮喘严重发作。

【思考题】

（1）哮喘发作时如何维持患儿气道通畅，缓解其呼吸困难？

（2）简述支气管哮喘的健康教育内容。

（廖少玲）

第十一章　循环系统疾病患儿的护理

第一节　先天性心脏病

【见习要求】

通过临床见习,加深对本章节理论知识的理解,进一步了解先天性心脏病发生的病因,熟悉先天性心脏病的临床表现,掌握对先天性心脏病患儿的护理要点和护理方法。

【见习内容】

先天性心脏病患儿的护理。

【见习方法】

临床见习。教师指导或讲解先天性心脏病患儿病史收集的内容及要点,带领学生接触患儿,收集病史;学生应用护理程序的方法,以讨论的方式进行护理评估、做出护理诊断及护理措施;最后教师点评。

一、先天性心脏病患儿病史收集的内容及要点

(一) 健康史

1. 了解母亲妊娠史,尤其妊娠初期 2~3 个月内有无感染史、接触放射线、用药史及吸烟、饮酒史;母亲是否患有代谢性疾病,家族中是否有先天性心脏病患者。

2. 了解发现患儿有心脏病的时间,详细询问有无青紫、出现青紫的时间;小儿发育的情况,体重的增加情况,与同龄儿相比活动耐力是否下降,有无喂养困难、声音嘶哑、苍白多汗、反复呼吸道感染,是否喜欢蹲踞、有无阵发性呼吸困难或突然昏厥发作史。

(二) 身心状况

评估患儿生长发育、营养状况,有无气促、青紫、多汗、咳嗽、蹲踞、昏厥等,病程中是否有过咯血、浮肿等,目前活动耐力情况。有无心前区隆起,心尖或心前区搏动强弱及心界大小,有无震颤和心脏杂音,杂音出现的部位、时间、性质和程度;是否有脉压差增宽、周围血管征。有无杵状指(趾),或伴随其他部位的先天畸形,如特殊面容、白内障、唇裂、腭裂等。评估有无呼吸急促、心率加快、鼻翼扇动及肺部啰音、肝脏增大等心力衰竭表现。

评估患儿是否因患病生长发育落后,正常活动、游戏、学习受到不同程度的限制和影响而出现抑郁、焦虑、自卑、恐惧等心理。了解家长是否因本病的检查和治疗比较复杂、风险较大、预后难于预测、费用高而出现焦虑和恐惧等。

(三) 辅助检查

查阅实验室及其他检查结果:①血清心肌酶谱的测定、病毒学检测有助于临床的诊断,有青紫者需了解血红蛋白及血细胞比容等。②X 线胸片可观察心脏和大血管的形态,了解各心房、心室大小及肺部血流情况。③心电图检查可了解各心房、心室有无肥大,有无心肌和传导系统功能性和器质性损伤。④二维超声心动图可以观察心脏结构的动态图像;彩色多普勒超声心动图,既可以观察心脏的形态学改变,又可测定心功能及血液动力学改变。⑤心导管检查可为外科手术提供精确的解剖和生理功能方面的资料。

二、病　　例

病史：赵××，女，2岁。因发热、咳嗽、气促2天入院。2天前患儿出现发热、咳嗽、气促，于门诊治疗症状无改善。常患急性上呼吸道感染和肺炎。

护理体检：体温38℃，脉搏120次/分，呼吸36次/分，体重9kg。面色苍白，口唇发绀，鼻翼扇动。听诊其胸骨左缘第2肋间有2~3级收缩期杂音，肺动脉瓣第二心音亢进伴固定分裂。

辅助检查：X线胸片示肺门血管影增粗，搏动强烈。心电图示电轴右偏，右心室肥大，可见不完全性右束支传导阻滞。

请做出护理评估并列出护理诊断、护理措施。

三、讨　　论

（一）护理评估

该患儿有反复呼吸道感染史，有发绀、鼻翼扇动；听诊胸骨左缘第2肋间有2~3级收缩期杂音，肺动脉瓣第二心音亢进伴固定分裂；结合X线胸片和心电图检查结果，不难判断出患儿的临床诊断是先天性心脏病（房间隔缺损）。

（二）护理诊断/问题

1. 活动无耐力　与体循环血量减少或血氧饱和度下降有关。

2. 生长发育迟缓　与体循环血量减少或血氧下降影响生长发育有关。

3. 有感染的危险　与肺循环血量增多及心内缺损血流改变易致心内膜损伤有关。

4. 潜在并发症　心力衰竭。

5. 焦虑（家长）　与疾病的威胁和对手术担忧有关。

（三）护理措施

1. 休息与活动　卧床休息，避免情绪激动增加耗氧量，待病情好转后安排适当运动量。

2. 预防感染　病室阳光充足，空气新鲜，维持室温20~22℃、湿度为55%~65%。避免接触呼吸道感染患者，随季节增减衣服。

3. 改善低氧血症　予鼻导管或面罩吸氧，氧流量为2~4L/min，氧浓度不超过40%；氧疗过程中应经常检查吸氧导管是否通畅，吸氧流量是否正确，患儿缺氧症状是否改善，发现问题要及时处理。

4. 密切观察病情　若出现心率增快、呼吸困难、端坐呼吸、吐泡沫样痰、浮肿、肝大等心力衰竭的表现，立即置患儿于半卧位，给予吸氧，及时报告医生，并按心衰护理。

5. 供给充足营养　予高蛋白、高热量、多种维生素饮食；供给适量的新鲜蔬菜和水果；注意食物的色、香、味，品种多样化，少量多餐。

6. 心理护理　关爱患儿，理解家长对疾病的忧虑，建立良好护患关系；进行各项检查、治疗和护理前，向患儿和家长解释操作的过程，消除其紧张情绪以取得配合。父母尽可能以平和的态度对待患儿，以减轻其心理压力。

7. 健康教育　指导家长掌握房间隔缺损的日常护理，建立合理的生活制度，合理用药，预防感染和其他并发症。按时完成各种预防接种；定期复查，选择适当的手术时机，调整心功能到最好状态，使患儿能安全度过手术关。

【思考题】

(1) 先天性心脏病患儿应怎样进行活动？

（2）先天性心脏病患儿如何预防感染？

（3）青紫型先天性心脏患儿如何预防缺氧发作？缺氧发作时如何处理？

第二节　病毒性心肌炎

【见习要求】

通过临床见习，加深对本节理论知识的理解，进一步了解小儿病毒性心肌炎发生的病因，熟悉其临床表现，掌握其护理要点和护理方法。

【见习内容】

病毒性心肌炎患儿的护理。

【见习方法】

临床见习。教师指导或讲解病毒性心肌炎患儿病史收集的内容及要点；带领学生接触患儿，收集病史；学生应用护理程序的方法，以讨论的方式对病毒性心肌炎患儿进行护理评估、做出护理诊断及护理措施；最后教师点评。

一、病毒性心肌炎患儿病史收集的内容及要点

（一）健康史

了解患儿既往健康情况，有无反复呼吸道感染史，有无任何病毒感染的病史。起病前数日或1~3周有无高热、全身不适、咽痛、肌痛、腹痛或皮疹等前驱症状，有无疲乏、气促、心悸、心前区不适或腹痛。

（二）身心状况

评估患儿脉搏、心率、心律、心音、血压情况，有无心动过速、乏力、活动受限、心悸、胸痛等症状。是否有心脏扩大，心动过速、心音低钝及奔马律、昏厥等表现。反复心衰者，心脏明显扩大，肺部出现湿啰音及肝、脾肿大，呼吸急促和发绀，重症患者可突然发生心源性休克，脉搏细弱，血压下降。

评估患儿及家长对本疾病的认识程度、有无不良情绪。

（三）辅助检查

查阅血常规、心肌酶谱、胸部X线及心电图等检查结果。

二、病　　例

病史：肖××，女，6岁。因疲乏、气促、心悸和心前区不适2天收入院。2周前曾出现发热、咽痛及腹泻，经门诊治疗后症状缓解。否认有心脏病史。

护理体检：体温37℃，心率122次/分，呼吸30次/分，血压100/60mmHg。患儿神志清楚，精神疲倦，第一心音低钝，出现奔马律，早搏15次/分。肺(-)，神经系统检查无异常。

辅助检查：心电图ST段上移、T波倒置；血液检查无异常。

请做出护理评估并列出护理诊断、护理措施。

三、讨　　论

（一）护理评估

该患儿有疲乏、气促、心悸、心前区不适，伴有心动过速、第一心音低钝及奔马律、频发早搏

等表现，结合呼吸道感染病史及心电图检查结果，不难判断出患儿的临床诊断是病毒性心肌炎。

（二）护理诊断/问题

1. 活动无耐力　与心肌收缩力下降、组织供氧不足有关。

2. 潜在并发症　心律失常、心力衰竭、心源性休克。

3. 知识缺乏　家长和患儿缺乏疾病的相关知识。

（三）护理措施

1. 休息与活动　急性期绝对卧床休息，待心电图正常后逐渐增加活动量；指导患儿活动，避免情绪紧张和激烈活动；活动时由家属和护士陪同，如有胸闷及时休息并吸氧。恢复期继续限制活动量，一般总休息时间不少于3~6个月。

2. 饮食与排泄　进食清淡易消化的高热量、高蛋白、高维生素流质或半流质饮食；鼓励患儿多饮白开水，每日保持饮水量在1000ml以上。保持排便通畅，必要时给予开塞露辅助排便。

3. 严密观察病情　密切观察和记录患儿精神状态、面色、心率、心律、呼吸、体温和血压变化，必要时给予连续心电监护，发现异常情况应立即报告医生处理。烦躁不安时可根据医嘱给予镇静剂。出现心力衰竭时置患儿于半卧位，尽量保持其安静，静脉给药应控制点滴速度，以免加重心脏负担。

4. 健康教育

（1）对患儿和家长介绍病毒性心肌炎的治疗过程及预后，减轻他们的焦虑和恐惧心理；强调休息对心肌炎恢复的重要性，使其能自觉配合治疗。

（2）居室空气新鲜，阳光充足，定时开窗通风，季节变换时随气温增减衣服，防止着凉感冒。

（3）患儿出院时，告知家长药物的名称、服用方法、注意事项，按时服药，定期门诊随访。

【思考题】

（1）病毒性心肌炎患儿病情观察要点有哪些？

（2）简述病毒性心肌炎健康指导的内容。

第三节　心力衰竭

【见习要求】

通过临床见习，加深对本章节理论知识的理解，进一步了解小儿心力衰竭的病因，熟悉其临床表现，掌握其护理要点和方法。

【见习内容】

心力衰竭患儿的护理。

【见习方法】

临床见习。教师指导或讲解心力衰竭患儿病史收集的内容及要点；带领学生接触患儿，收集病史；学生应用护理程序的方法，以讨论的方式进行护理评估、做出护理诊断及护理措施；最后教师点评。

一、心力衰竭患儿病史收集的内容及要点

（一）健康史

了解患儿既往史，有无原发病及相关诱因，如风湿性心脏病、急性肾炎、贫血、营养不良、电解质紊乱、严重感染、心律紊乱和心脏负荷过重等。

（二）身心状况

评估患儿精神状态及一般情况。如为年长儿，有无乏力、活动后气急、食欲减退、多汗、心率增快、呼吸浅快、呼吸困难、气促、咳嗽、端坐呼吸、肺底部湿啰音，有无浮肿、尿量明显减少。安静时是否心率增快，呼吸浅表、增快，颈静脉怒张，肝增大、压痛，肝颈反流试验阳性。心脏听诊是否可闻及心尖区第一心音减低和奔马律。

婴幼儿心衰的临床表现有一定特点。常见症状为面色苍白、发绀，呼吸快速、表浅、频率可达50~100次/分，可有三凹征，肺部可闻及干啰音或哮鸣音，严重时鼻唇三角区呈现青紫；心率可达150~200次/分；烦躁多汗，哭声低弱，喂养困难，体重增长缓慢；浮肿首先见于颜面、眼睑等部位，而颈静脉怒张、水肿和肺部湿啰音等体征不明显。

评估患儿及家长对本疾病的认识程度、护理措施的了解情况、家庭经济条件如何、有无不良情绪。

（三）辅助检查

查阅胸部X线、心电图及超声心动图等检查结果：①胸部X线检查可见心影扩大，搏动减弱，肺纹理增多，肺淤血；②心电图检查有助于病因诊断及指导洋地黄的应用；③超声心动图检查对诊断和引起心衰的病因判断有帮助。

二、病　　例

病史：李××，男，11个月。因发热、咳嗽、气促、烦躁不安2天收入院。2天前患儿出现发热、咳嗽，家长自行给予感冒药，症状无好转而就诊入院。出生后反复呼吸道感染。

护理体检：体温38℃，心率170次/分，呼吸80次/分，体重7kg。患儿烦躁多汗、哭声低弱，口唇青紫，可见三凹征，双肺闻及细湿啰音；心音低钝，肝肋下3cm，伴有下肢水肿，少尿。

辅助检查：X线检查心影扩大，搏动减弱，肺纹理增多；超声心动图检查见心室和心房腔扩大。

请做出护理评估并列出护理诊断、护理措施。

三、讨　　论

（一）护理评估

根据患儿呼吸急促、口唇青紫、烦躁多汗、哭声低弱，以及肺部湿啰音、心率170次/分、肝肋下3cm、下肢水肿和尿少等表现，结合既往反复呼吸道感染史，不难判断出患儿的临床诊断是支气管肺炎伴心力衰竭。

（二）护理诊断/护理问题

1. 心输出量减少　与心肌收缩力降低有关。

2. 体液过多　与心功能下降、微循环淤血、肾灌注不足、排尿减少有关。

3. 气体交换受损　与肺循环淤血、气体交换障碍有关。

4. 潜在并发症　洋地黄中毒。

5. 焦虑　与家长缺乏疾病相关知识及疾病危重程度有关。

（三）护理措施

1. 减轻心脏负担，增强心肌功能

（1）休息：卧床休息以降低代谢、减少氧耗，减轻心脏负担。可垫高头肩部，以减少静脉回流；治疗、护理集中进行，避免过多干扰患儿；衣服宽松，盖被松软，以利呼吸。

（2）保持排便通畅：必要时给予甘油栓或开塞露通便，或每晚睡前服用少量食用油。

（3）遵医嘱应用洋地黄制剂、利尿剂，评估用药后效果。应用洋地黄制剂时要注意给药方法，仔细核对剂量，密切观察洋地黄中毒症状。应用利尿剂时注意用药时间和剂量、开始排尿的时间和尿量，以及患儿的反应等。应用血管扩张剂时，密切观察心率和血压的变化，避免血压过度下降；静脉给药时避免药液外渗，以防局部组织坏死。详细记录出入量，定时测量体重，了解水肿增减情况。

2. 控制水盐摄入　低盐饮食，钠盐摄入量<0.5g/d；少量多餐，防止过饱；所用奶嘴孔宜稍大，但注意防止呛咳；水肿严重时应限制入量，静脉补液时滴速宜慢，以每小时<5ml/kg 为宜。

3. 改善气体交换　给予氧气吸入，1～2L/min，或根据血气监测结果调节吸氧流量，以提高血氧浓度。急性肺水肿时，可吸入经乙醇湿化的氧气以改善气体交换。

4. 健康教育

（1）向家长详细介绍洋地黄制剂、利尿剂、血管扩张剂给药时间和方法，并告知药物的不良反应；使用洋地黄期间，不宜服用钙剂等。

（2）注意居室环境卫生，预防呼吸道感染，加强营养，保持排便通畅；避免过度劳累，保证充足的睡眠和休息。

（3）避免患儿烦躁、哭闹和不良刺激。教会家长监测脉搏的方法，出现不良反应要及时就医，出院后定期门诊随访。

【思考题】

（1）心力衰竭患儿的主要临床表现有哪些？

（2）使用洋地黄时应如何做好用药指导？

（高永芳）

第十二章　泌尿系统疾病患儿的护理

第一节　急性肾小球肾炎

【见习要求】

通过临床见习，熟悉急性肾小球肾炎患儿临床表现的观察、护理及健康教育，学会运用护理程序方法对急性肾小球肾炎患儿进行护理评估，列出护理诊断，制订并实施相应的护理措施。

【见习内容】

急性肾小球肾炎患儿的护理。

【见习方法】

临床见习。教师指导或讲解急性肾小球肾炎患儿病史收集的内容及要点之后，带领学生接触患儿、收集病史；随后学生以讨论的方式进行评估、诊断并制订相应护理措施；最后由教师点评。

一、急性肾小球肾炎患儿病史收集的内容及要点

（一）健康史

询问患儿患病前1～4周有无呼吸道感染或皮肤感染史，有无低热、食欲下降、疲倦、乏力、头晕等症状；了解有无尿量减少、水肿及血尿情况；是否给予药物治疗，用药的种类、剂量、疗效及疗程情况。

（二）身心状况

评估患儿一般状态，如神志、体位、呼吸、脉搏、血压及体重等。着重了解以下几点：①患儿有无水肿及其发生发展过程，检查时注意水肿的部位、性质和程度。②尿量是否减少，若每日尿量婴幼儿<200ml、学龄前小儿<300ml、学龄期小儿<400ml，即为少尿；每日尿量<30～50ml为无尿，还应了解尿色，是否茶色、烟灰水样、鲜红色或洗肉水色。③有无颈静脉怒张、肝大、肺部啰音、心率增快及奔马律等循环充血表现。了解患儿心态，家长对本病的了解及对患儿健康的需求。

（三）辅助检查

查阅实验室检查报告单：注意有无血尿、蛋白尿，有无低补体血症及抗“O”增高，以及血尿素氮、肌酐增高等异常项目。

二、病　　例

病史：黄××，男，12岁。因水肿、血尿6天，头晕、头痛3天伴呕吐2次入院。6天前无明显诱因出现眼睑颜面水肿，伴排洗肉水样小便，随后渐出现腹胀、双下肢水肿，曾在当地医院诊治，病情无好转。3天前出现头晕、头痛及复视，昨日始尿量减少，呕吐2次，为胃内容物，量中等。2周前曾患呼吸道感染。

护理体检：体温37℃，脉搏70次/分，呼吸18次/分，血压148/100mmHg。神志清楚，疲倦，对答切题，查体合作，颜面水肿明显，双睑结膜稍充血，咽稍充血，双侧扁桃体Ⅱ度肿大，颈软，心肺听诊无异常，腹壁及双下肢轻度非凹陷性水肿。

辅助检查：血常规示白细胞10.9×10^9/L，N：0.75，L：0.25，红细胞3.57×10^{12}/L，血红蛋白104g/L。

尿常规:外观红色,潜血 +++,尿蛋白 +++;镜检见红细胞 10 132 个/μl,白细胞60 个/μl。肾功能:BUN 7.5mmol/L,Cr 92.8μmol/L。血沉 35mm/h,补体 C3 0.11g/L,ASO 238 U/ml。血电解质 Na^+ 130mmol/L,Ca^{2+} 1.9mmol/L,K^+、Cl^-均在正常范围。IgA、IgM、IgG 在正常范围。

请做出护理评估并列出护理诊断、护理措施。

三、讨　　论

(一) 护理评估

根据先驱感染史、浮肿、血尿、高血压、少尿等临床表现,同时实验室检查有明显血尿、蛋白尿,ASO 增高,血沉增快,内生肌酐清除率降低,血清补体 C3 下降等,可明确诊断患儿为:①急性肾小球肾炎;②高血压脑病。

(二) 护理诊断

1. 体液过多　与肾小球滤过率下降、水钠潴留有关。

2. 活动无耐力　与水钠潴留、血压升高有关。

3. 潜在并发症　严重循环充血、急性肾功能衰竭。

4. 焦虑　与病程长、限制饮食和活动,对本病缺乏了解有关。

(三) 护理措施

1. 休息、利尿、控制水钠的摄入

(1) 休息:起病 2 周内应卧床休息,待水肿消退、血压降至正常、肉眼血尿消失后,可下床轻微活动或户外散步;1~2 个月内活动量宜限制,3 个月内避免剧烈运动;尿液内红细胞减少、血沉正常可上学,但要避免体育活动;Addis 计数正常后可恢复正常生活。

(2) 饮食管理:根据水肿及血压增高的程度,控制患儿水及钠盐的摄入量。可选择清淡、易消化、高热量、高维生素的低盐或无盐的食物。在尿量增加、水肿消退、血压正常后,应及时恢复正常饮食,以保证患儿生长发育的需要。

(3) 利尿、降压:经限制水盐摄入量后,水肿、尿少仍明显或有高血压、全身循环充血时,遵医嘱给予利尿剂、降压药。

2. 病情观察

(1) 准确记录 24 小时尿量或出入量,了解每日液体平衡状况。

(2) 观察水肿消退情况:应用利尿剂前后注意观察并记录体重、尿量、水肿变化,尤其是静脉注射呋塞米后要注意有无大量利尿、脱水和电解质紊乱等现象。

(3) 观察有无急性肾功能衰竭的发生:如尿量持续减少,出现头痛、恶心、呕吐等,除限制水、钠摄入外,应限制蛋白质及含钾食物的摄入,以免发生氮质血症和高钾血症;同时要绝对卧床休息以减轻心脏和肾脏的负担,并做好透析的准备及心理护理。

(4) 严密观察血压及视力变化:采用 20% 甘露醇溶液利尿脱水时,预防空气栓塞及注射部位药物外渗。应用硝普钠时应现配现用,整个输液系统须用黑纸、黑布或铝箔包裹遮光。快速降压时须严密监测血压、心率及药物副作用,嘱患儿避免突然起立,防止体位性低血压发生。

(5) 密切观察呼吸、心率的变化;发生严重循环充血时将患儿置于半卧位,给予氧气吸入,并遵医嘱应用强心药。

3. 保持皮肤完整性　患儿应穿宽松、柔软的棉质衣服,保持床铺平整干燥,经常翻身,避免骨突部位软组织受压。定期用温水擦浴或淋浴,勤换内衣裤,防止感染。

4. 健康教育 向患儿及家长说明本病是一种自限性疾病，预后良好，增强其战胜疾病的信心。强调限制患儿活动是控制病情进展的重要措施，尤其是前 2 周最为关键。说明调整饮食的重要性，以便引起家长对患儿饮食调控的重视。平时加强体育锻炼、避免或减少上呼吸道感染是预防本病的关键，一旦发生上呼吸道或皮肤感染，应及早处理。

【思考题】

(1) 如何指导急性肾小球肾炎患儿休息？

(2) 简述对急性肾小球肾炎患儿病情观察的要点。

(3) 简述对急性肾小球肾炎患儿健康教育的内容。

第二节 肾病综合征

【见习要求】

通过临床见习，熟悉肾病综合征患儿临床表现的观察、护理及健康教育，学会运用护理程序方法对肾病综合征患儿进行护理评估，列出护理诊断，制订并实施相应的护理措施。

【见习内容】

肾病综合征患儿的护理。

【见习方法】

临床见习。教师指导或讲解肾病综合征患儿病史收集的内容及要点之后，带领学生接触患儿、收集病史；随后学生以讨论的方式进行评估、诊断并制订相应护理措施；最后由教师点评。

一、肾病综合征患儿病史收集的内容及要点

(一) 健康史

询问患儿发病前有无上呼吸道感染史，是首次发病还是复发，首发症状；病后曾做过哪些检查，是否明确诊断。了解饮食、用药情况，是否应用糖皮质激素治疗及治疗效果等。

(二) 身心状况

评估患儿血压、体重、腹围等变化，了解水肿的部位、程度，是否为凹陷性水肿，有无胸腔积液或腹水。并注意皮肤有无溃疡、感染，咽部有无红肿。有无合并感染、电解质紊乱、血栓形成及急性肾功能衰竭等临床表现。有无合并肾静脉血栓，腰腹部剧痛、血尿或急性肾衰等。

评估患儿及家长对本疾病的认识程度、有无不良情绪。

(三) 辅助检查

查阅尿液、血生化及血清补体等实验室检查报告单。

二、病　　例

病史：邱××，女，13 岁。因反复全身浮肿 3 年，再发 10 天，腹痛半天入院。3 年前无明显诱因出现反复全身浮肿，以上感时多发，多次拟诊“肾病综合征”住院治疗好转出院，但反复发作。长期服用激素治疗，50 天前停药，10 天前上述症状再发。全身浮肿以颜面部及双下肢为重，伴咳嗽、咳少量白色黏液痰，无畏寒、发热。半天前无明显诱因出现腹痛，为持续性阵发性加重闷痛，以脐周为甚，拒按，无恶心、呕吐及畏寒。尿量较前减少。

护理体检：体温 36.8℃，脉搏 88 次/分，呼吸 20 次/分，血压 95/60mmHg，体重 35kg。神志清楚，颜面、眼睑水肿，精神疲倦，咽充血，腹肌稍紧张，全腹压痛，以脐周为甚，拒按，肝脾触诊欠满

意，肠鸣音正常，双下肢重度凹陷性水肿。

辅助检查：尿蛋白+++，尿潜血试验+++；血生化 CHOL 8.1mmol/L，TG 2.4mmol/L，Cr 240μmol/L，BUN 5.3mmol/L，白蛋白 28g/L；血气分析 pH 7.42，PCO_2 45mmHg，PO_2 56mmHg，Na^+ 133mmol/L，K^+ 3.9mmol/L，HCO_3^- 25mmol/L；血常规示白细胞 19.8×10^9/L，N：0.8，L：0.2，红细胞 4.67×10^{12}/L，血红蛋白 145g/L，血小板 349×10^9/L。腹部 B 超：腹水、肠管潴留。

请做出护理评估并列出护理诊断、护理措施。

三、讨　　论

（一）护理评估

根据大量蛋白尿、低蛋白血症、高脂血症、高度水肿的临床表现，结合辅助检查，不难判断出患儿的诊断是：①肾病综合征；②原发性腹膜炎；③上呼吸道感染。

（二）护理诊断

1. 体液过多　与低蛋白血症导致的水钠储留有关。

2. 营养失调，低于机体需要量　与大量蛋白由尿中丢失有关。

3. 有皮肤完整性受损的危险　与高度水肿有关。

4. 潜在并发症　药物副作用。

5. 焦虑　与病情反复及病程长有关。

6. 舒适改变（疼痛）　与腹膜炎症有关。

（三）护理措施

1. 休息　卧床休息，但要经常变换体位，以防止血管栓塞等并发症。待病情好转后逐渐增加活动量，但也要避免过累。

2. 调整饮食，减轻水肿

（1）给予易消化、优质蛋白饮食，如乳类、鱼、鸡肉、瘦肉、蛋、豆制品等饮食，并补充足量的碳水化合物和维生素。

（2）大量蛋白尿期间蛋白摄入量不宜过多，以控制在 2g/（kg · d）为宜；尿蛋白消失后，应用激素期间应多补给蛋白质。为减轻高脂血症应少进食动物脂肪，以植物性脂肪为宜，同时可增加富含可溶性纤维的饮食，如燕麦、米糠、豆类等。

（3）限制钠、水摄入量，予低盐或无盐饮食（钠 1～2 g/d），病情缓解后及时增加钠盐摄入。

3. 预防感染

（1）与感染性疾病患儿分室收治，减少探视，病室每日进行空气消毒；注意天气变化，及时添减衣被，避免受凉。

（2）做好皮肤护理：①保持皮肤清洁、干燥，避免擦伤和受压，定时翻身；被褥应松软；臀部及四肢可垫上橡皮气垫或棉圈，有条件可使用气垫床。②应尽量避免肌内注射药物，因严重水肿常致药物滞留、吸收不良或注射后针孔药液外渗，导致局部潮湿、糜烂或感染。必须肌内注射时，注意严格消毒，注射后按压时间稍长些，以防药液外渗。③每日清洁会阴，必要时予 3%硼酸溶液或 0.01%高锰酸钾溶液坐浴，以防尿路感染。

（3）监测体温、血象的变化，及时发现并报告医师处理新感染灶。

4. 观察浮肿变化　记录 24 小时出入量，每天测量腹围、体重，每周送检尿常规 2～3 次。

5. 观察药物疗效及副作用

（1）泼尼松应用过程中严格遵照医嘱发药，保证持续服药。注意激素副作用，如库欣综合征、高血压、消化性溃疡、骨质疏松等。

(2) 应用利尿剂期间注意观察尿量，观察脱水的症状和体征及检测血生化，如皮肤黏膜干燥度、尿比重、口渴程度，以及钠、钾、氯、钙、镁、磷的实验室检查。

(3) 使用免疫抑制剂治疗时，注意血白细胞数、脱发、胃肠道反应及出血性膀胱炎等，适量饮水和定期查血象。

6. 心理支持与健康教育

(1) 多与患儿及家长交谈，鼓励患儿说出心理感受，给予心理安慰及支持。与患儿建立良好的护患关系，增强患儿治病信心，积极配合治疗。

(2) 有计划地安排作息时间。病情缓解后，适当安排一定的学习和活动，但要注意安全，以防发生摔伤、骨折等意外。

(3) 讲解激素治疗对本病的重要性以及感染是本病最常见的合并症和复发的诱因，使患儿及家长主动配合与坚持按计划用药，同时采取有效措施预防感染。

(4) 指导患儿及家长做好出院后的用药及家庭护理。如出现水肿逐渐加重、恶心、呕吐、抽搐、心悸、疲乏无力等现象，应及时就医。

【思考题】

(1) 肾病综合征患儿服用激素时，如何观察药物的疗效及副作用？

(2) 肾病综合征患儿如何预防感染？

第三节　泌尿道感染

【见习要求】

通过临床见习，熟悉泌尿道感染患儿临床表现的观察、护理及健康教育，学会运用护理程序方法对泌尿道感染患儿进行护理评估，列出护理诊断，制订并实施相应的护理措施。

【见习内容】

泌尿道感染患儿的护理。

【见习方法】

临床见习。教师指导或讲解泌尿道感染患儿病史收集的内容及要点之后，带领学生接触患儿、收集病史；随后学生以讨论的方式进行评估、诊断并制订相应护理措施；最后由教师点评。

一、泌尿道感染患儿病史收集的内容及要点

(一) 健康史

询问患儿有无营养不良、长期使用糖皮质激素等病史；观察患儿是否穿开裆裤；询问大便后是否及时清洗被污染的会阴部，是否坐地玩耍致尿道口污染，有无蛲虫感染；询问有无留置尿管、尿路损伤、先天性尿路畸形等。

(二) 身心状况

评估应注意患儿年龄、体温改变、肾区有无叩痛。不同年龄组和急、慢性感染的临床表现差异较大。新生儿以全身症状为主，膀胱刺激征不明显；婴幼儿全身症状重，局部症状表现为排尿时哭闹、夜间遗尿、排尿中断等；儿童常有发热、寒战、腰痛、肾区叩击痛、遗尿、尿频、尿急、尿痛。

评估患儿心理状况，不同年龄小儿有较大差别。婴儿主要表现为哭闹；幼儿除了表现为排尿时哭闹外，还会出现退行性行为及习惯的改变如频繁尿床、尿裤等；年长儿心理压力较大，疾病带来的痛苦、频繁排尿中断上课，尿床、尿裤被别人嘲笑，可使患儿产生紧张、自卑、焦虑等情绪。家长面对患儿的哭闹、尿床也会出现焦虑、抱怨等心理。

（三）辅助检查

查阅实验室及其他检查报告单：①尿液检查：尿细菌培养及菌落计数是诊断尿路感染的主要依据。②B型超声检查、静脉肾盂造影加断层摄片、排泄性膀胱尿路造影、动态和静态肾核素造影、CT扫描等影像学检查，可发现有无先天畸形、梗阻部位及膀胱输尿管反流。

二、病　　例

病史：王××，女，2岁。因发热、呕吐2天，排尿时哭闹1天入院。2天前出现发热，体温38.9℃，伴呕吐，为胃内容物。昨日出现排尿时哭闹、排尿中断现象。无水肿、少尿。

护理体检：体温38℃，心率108次/分，呼吸26次/分，血压82/52mmHg。神志清楚，精神委靡，呼吸平稳，尿道口稍充血，无脓性分泌物，双肾区无叩击痛。

辅助检查：尿常规示白细胞+++，红细胞+，蛋白+。

请做出护理评估并列出护理诊断、护理措施。

三、讨　　论

（一）护理评估

根据发热、排尿时哭闹、排尿中断、尿道口充血等临床表现，结合尿液检查结果，该患儿的诊断是泌尿道感染。

（二）护理诊断

1. 体温过高　与细菌感染有关。

2. 排尿异常　与膀胱、尿道炎症有关。

3. 潜在并发症　药物不良反应。

（三）护理措施

1. 多饮水　鼓励患儿多饮水以增加尿量，促进细菌毒素和炎性分泌物排出。予流质或半流质饮食，供给足够的热量、丰富的蛋白质和维生素，以增强机体抵抗力。

2. 病情观察

（1）观察并记录排尿次数、尿量、尿液性状及排尿时表情。

（2）观察药物副作用：口服抗菌药物可出现恶心、呕吐、食欲减退等现象，饭后服药可减轻胃肠道副作用；若副作用仍明显，必要时减量或更改其他药物。服用磺胺类药时要多喝水，适当服用碱性药物，并注意有无血尿、尿少、尿闭、药物热、药物疹等不良反应。

（3）监测体温的变化：高热时给予物理或药物降温。

3. 健康教育

（1）向患儿及家长解释本病的护理要点及预防知识，指导做好家庭护理。如勤洗会阴、勤换内裤，保持会阴部清洁干燥，内裤用开水烫洗晒干，或用煮沸消毒。

（2）指导按时服药，定期复查，防止复发和再感染。

【思考题】

（1）如何预防小儿泌尿系统感染？

（2）简述泌尿道感染患儿健康教育的内容。

（廖少玲）

第十三章　造血系统疾病患儿的护理

第一节　小儿贫血

【见习要求】

通过临床见习，了解小儿贫血的分类及原因，熟悉营养性缺铁性贫血、营养性巨幼红细胞贫血患儿临床表现的观察、护理及健康教育，学会运用护理程序方法对贫血患儿进行护理评估，列出护理诊断，制订并实施相应的护理措施。

【见习内容】

贫血患儿的护理。

【见习方法】

临床见习。教师指导或讲解贫血患儿病史收集的内容及要点；带领学生接触患儿，收集病史；学生应用护理程序的方法，以讨论的方式进行护理评估、诊断、制定护理措施；最后由教师点评。

贫血患儿病史收集的内容及要点

（一）健康史

询问与本病相关的病因、诱因或促成因素，如年龄，有无饮食结构不合理导致的各种造血原料摄入不足，有无吸收不良或丢失过多的原因，有无特殊药物使用史或理化物质接触史。了解其主要症状与体征，有无神经精神症状、出血与感染的表现，尿量与尿液颜色的改变。了解有关检查结果、治疗用药及其疗效等，以帮助对贫血的发生时间、进展速度、严重程度与原因的判断。了解患儿既往史、家族史和个人史；了解患病后的体重、食欲、睡眠、排便习惯等的变化，及其营养支持、生活自理能力与活动耐力状况。

（二）身心状况

观察患儿有无发热、发热的程度和热型的特点，其营养、意识状态如何；了解患儿活动量，有无乏力、气短；皮肤黏膜有无苍白、黄染、瘀点、瘀斑、血肿、疖疮、局部发红或溃烂；浅表淋巴结是否肿大，其出现的部位、数目、大小、表面情况、质地、活动度，以及有无压痛等。其胸骨中下段是否有压痛及叩击痛；有无食欲减退、恶心、呕吐、腹胀等消化道症状，有无异食癖、舌炎、口腔炎等；有无记忆力减退、头晕头痛、注意力不集中等中枢神经系统症状；有无出现心率增快、心脏扩大、心力衰竭等心血管系统方面的情况。

了解患儿的性格特征、对疾病治疗与康复的态度，以及患病对其生活的影响，是否存在角色适应不良和应对无效。了解其家庭成员组成、经济状况、相互关系，家庭成员对患儿所患疾病的认识程度及对其的关心和支持程度，患儿及家长在治疗与护理上的配合等。

（三）辅助检查

查阅外周血象、骨髓细胞学、止血和凝血功能等实验室检查结果。血红蛋白测定及红细胞计数，可判断有无贫血及其严重程度；网织红细胞计数绝对值可反映骨髓红细胞增生程度；白细胞计数及分类，可以判断有无感染及其原因，也有助于某些血液病的诊断；血小板计数是出血性疾病首选的筛查项目之一。骨髓细胞学检查可以明确贫血的类型,对多数血液病的诊断和鉴别诊断起决定性作用。

【思考题】

1. 简述小儿贫血常见的病因。
2. 常见贫血类型的鉴别有哪些?

营养性缺铁性贫血

一、营养性缺铁性贫血患儿病史收集的内容及要点

(一) 健康史

询问患儿母亲健康状况,是否有异常妊娠史,是否为多胎妊娠。患儿喂养情况及辅食添加情况,有无偏食、挑食等不良饮食习惯。患儿生长发育状况;既往有无慢性疾病如腹泻、反复感染、反复鼻出血,女孩青春期月经量过多等病史。

(二) 身心状况

评估患儿面色、口唇、甲床是否苍白,是否存在疲劳无力、头晕头痛、烦躁哭闹、精神不振、注意力不集中、体重不增、眩晕、食欲减退、腹胀、腹泻、口腔炎症、气促、发绀、心悸、心前区是否有杂音,肝脾是否肿大、是否反复发生感染等症状,并评估患儿的活动量。

评估患儿是否因住院环境陌生,担心与父母分离而使焦虑加重。家长是否因缺乏对该病的发病原因、护理和预防知识,担心发生并发症而产生焦虑。

(三) 辅助检查

查阅血常规、骨髓象及铁代谢检查报告单:①血常规呈小细胞低色素性贫血。②骨髓象呈增生性贫血,以红细胞增生为主。③铁代谢检查:血清铁蛋白、血清铁及运铁蛋白饱和度降低,总铁结合力增高。

二、病　　例

病史:张××,女,11 个月。因精神差、面色苍白 2 个月入院。患儿 2 个月前无明显诱因出现面色口唇苍白,进行性加重,无发热,食欲差,纯母乳喂养,大便正常。

护理体检:体温 36.2℃,脉搏 106 次/分,呼吸 26 次/分,体重 8.5kg。发育正常,营养中等,面色、口唇、眼结膜苍白,烦躁哭闹,未触及肝脾。

辅助检查:血红蛋白 74g/L,红细胞 2.1×10^{12}/L,血清铁 8.1μmol/L 。

请做出护理评估并列出护理诊断、护理措施。

三、讨　　论

(一) 护理评估

根据面色苍白、烦躁、食欲差,纯母乳喂养未添加辅食等表现,结合血常规检查可诊断为营养性缺铁性贫血。

（二）护理诊断

1. 活动无耐力 与贫血致组织器官缺氧有关。

2. 营养失调，低于机体需要量 与铁的供应不足有关。

3. 知识缺乏 患儿及家长缺乏本病的防治知识。

（三）护理措施

1. 一般护理 病房通风换气，加强空气消毒，保持患儿皮肤黏膜的清洁干燥，避免感染，予以保护性隔离。

2. 休息与活动 评估活动耐受力，制订活动强度及休息方式，注意休息，减少剧烈活动，避免哭闹。

3. 合理安排饮食 指导家长合理为患儿添加辅食。告知家长进食富含铁的食物是防治缺铁性贫血的理想食品；多进食促进铁吸收的食物和避免进食抑制铁吸收的食品。

4. 指导正确应用铁剂 口服铁剂宜从小剂量开始，逐渐加至足量，并应放在两餐之间服用。采用吸管吸入，避免与牙齿接触。向家长说明口服铁剂期间，患儿大便会变成黑色，停药后即可恢复正常。注射铁剂宜深部肌内注射，每次更换不同的注射部位。

5. 病情观察 严密观察患儿贫血的进展情况，观察患儿呼吸、心率的变化，避免出现严重的并发症。观察用药疗效，有无出现局部疼痛、淋巴结肿痛、面红、头晕、荨麻疹、休克等不良反应。

6. 健康教育 指导家长掌握缺铁性贫血的预防知识，护理要点，懂得相应的应对技巧。指导合理喂养，提倡母乳喂养，及时正确添加辅食；贫血纠正后，仍要坚持合理安排小儿饮食，培养良好的饮食习惯。指导家长应坚持全疗程铁剂治疗，切勿自行停药，并学会观察疗效。

【思考题】

（1）如何预防小儿缺铁性贫血的发生？

（2）贫血患儿应如何正确应用铁剂治疗？

营养性巨幼红细胞性贫血

一、营养性巨幼红细胞性贫血患儿病史收集的内容及要点

（一）健康史

询问患儿母亲健康状况，孕期营养状况。患儿喂养情况及辅食添加情况，有无偏食、挑食等不良饮食习惯，有无不良的食物烹饪习惯。患儿生长发育状况。既往有无慢性疾病如腹泻、反复感染，既往有无长期或大量应用广谱抗生素、抗叶酸制剂、抗癫痫药物。

（二）身心状况

评估患儿面色、口唇、甲床是否苍白、苍黄，是否有乏力、烦躁、易怒、厌食、呕吐、口腔炎、舌炎、舌下溃疡，是否出现毛发稀黄、虚胖及浮肿、表情呆滞、反应迟钝、智力及动作发育落后、共济失调、震颤、抽搐等，心前区是否有杂音，肝脾是否肿大，并评估患儿的活动量。

评估患儿是否因住院环境陌生及与父母分离而使焦虑加重；家长是否因缺乏对该病的发病原因、护理和预防知识，担心患儿智力低下而产生焦虑。

（三）辅助检查

查阅实验室检查报告单：①血常规：呈大细胞正色素性贫血。②骨髓象：骨髓增生活跃，以红细胞增生为主。③血清维生素 B_{12}和叶酸含量测定：两者均降低。

二、病　　例

病史：罗××，男，1 岁 6 个月。因食纳差、乏力、面色苍白 3 个月入院。患儿出生情况良好，纯母乳喂养，未添辅食，至今不会言语、不能独立行走。父母体健，有一姐姐，3 岁，体健，否认家族遗传病史。

护理体检：体温 37.2℃，脉搏 136 次/分，呼吸 25 次/分，体重 7.5kg。慢性病容，贫血貌，营养不良，全身皮肤苍黄，未见皮疹，全身浅表淋巴结未扪及肿大，口唇苍白，口腔黏膜正常，舌两边缘可见红斑，胸骨无压痛，肺(-)、心(-)、腹(-)、神经系统(-)。

辅助检查：白细胞 $10.6\times10^9/L$，血红蛋白 30g/L，血小板 $144\times10^9/L$，红细胞 $0.98\times10^{12}/L$，网织红细胞百分率 5.91%，网织红细胞绝对值 $0.057\times10^{12}/L$；骨髓检查示巨幼红细胞贫血骨髓象。

请做出护理评估并列出护理诊断、护理措施。

三、讨　　论

（一）护理评估

根据患儿贫血貌，纯母乳喂养未添加辅食，舌炎，智力、动作发育落后等表现，结合血常规和骨髓检查可诊断为营养性巨幼红细胞性贫血。

（二）护理诊断

1. 活动无耐力　与贫血致组织器官缺氧有关。

2. 营养失调，低于机体需要量　与维生素 B_{12}和(或)叶酸的供应不足有关。

3. 生长发育改变　与营养不足、贫血及维生素 B_{12}缺乏影响生长发育有关。

4. 舒适的改变　与舌黏膜受损有关。

5. 知识缺乏　患儿及家长缺乏本病的防治知识。

（三）护理措施

1. 一般护理　予以保护性隔离，病房通风换气，加强口腔及皮肤黏膜护理，避免感染。根据患儿的活动耐受情况合理安排其休息与活动，并防止外伤。

2. 合理安排饮食　指导家长合理为患儿添加辅食，合理搭配膳食。告知家长富含维生素 B_{12}或叶酸的食物；注意烹饪方式，避免过度烹饪破坏食物中的叶酸。

3. 病情观察　严密观察患儿贫血的进展情况，遵医嘱予以心电监护、血氧饱和度监测，予以鼻导管低流量吸氧缓解组织缺氧情况。观察患儿呼吸、心率的变化，避免出现严重的并发症。并观察用药的副作用和疗效。

4. 监测生长发育指标　定期评估患儿的体格、智力、运动发育情况，对发育落后者加强智力、运动方面的训练和教育。

5. 健康教育

(1) 指导家长掌握巨幼红细胞性贫血的预防知识、护理要点，懂得相应的应对技巧。

(2) 指导合理喂养,正确添加辅食,防止偏食;贫血纠正后,仍要坚持合理安排小儿饮食,培养良好的饮食习惯。

(3) 坚持正确用药。

(4) 加强心理护理,对因病导致智力、运动发育低下的患儿,指导家长对患儿加强训练促进康复,减轻家长焦虑心理。

【思考题】

如何预防巨幼红细胞性贫血的发生?

第二节　特发性血小板减少性紫癜

【见习要求】

通过临床见习,熟悉特发性血小板减少性紫癜患儿临床表现的观察、护理及健康教育,学会运用护理程序方法对特发性血小板减少性紫癜患儿进行护理评估,列出护理诊断,制订并实施相应的护理措施。

【见习内容】

特发性血小板减少性紫癜患儿的护理。

【见习方法】

临床见习。教师指导或讲解特发性血小板减少性紫癜患儿病史收集的内容及要点;带领学生接触患儿,收集病史;学生应用护理程序的方法,以讨论的方式进行护理评估、诊断、制定护理措施;最后由教师点评。

一、特发性血小板减少性紫癜患儿病史收集的内容及要点

(一) 健康史

评估患儿发病前1~3周有无急性病毒感染病史,有无家族病史,既往疾病中有无出血性疾病病史。

(二) 身心状况

评估患儿起病情况、病程的长短,了解患儿出血点的部位、范围、有无新增出血点,有无鼻出血、牙龈出血、便血、血尿及神智有无改变;肝脾有无肿大。

评估患儿是否因出血、住院环境陌生、被迫接受治疗而焦虑、恐惧,家长是否因缺乏对该病的发病原因、护理和预防知识,以及因医疗费用、出血及严重的并发症而产生焦虑、恐惧。

(三) 辅助检查

查阅血常规、出凝血功能、骨髓象、免疫学及血小板寿命测定等检查报告单。

二、病　　例

病史:梁××,男,5岁7个月。因流涕、咳嗽3天,全身皮肤出血点2天入院。患儿出生情况良好,否认既往病史,否认家族遗传病史。患儿家境富裕,家长因为患儿全身的出血倾向表现出极大的恐惧。

护理体检:体温36℃,脉搏84次/分,呼吸20次/分,血压100/69mmHg。急性病容,全身皮

肤散在瘀斑,压之不退色,以四肢较重,右侧额部见一约 3cm×3cm 大小瘀斑;全身无水肿,全身浅表淋巴结未扪及肿大;口唇红润,口腔黏膜、舌尖有散在针尖大小出血点,咽充血,双侧扁桃体Ⅰ度肿大;胸廓正常,胸骨无压痛;肺(-)、心(-)、腹(-)、神经系统(-)。

辅助检查:血常规示白细胞 $10.4\times10^9/L$,N:0.37,L:0.58,红细胞 $4.6\times10^{12}/L$,血红蛋白 130g/L,血小板 $2\times10^9/L$。

请做出护理评估并列出护理诊断、护理措施。

三、讨　论

(一)护理评估

该患儿发病前有急性上呼吸道感染症状,全身皮肤散在瘀斑,口腔黏膜、舌尖有散在针尖大小出血点,结合血常规检查结果,患儿的诊断是急性特发性血小板减少性紫癜。

(二)护理诊断

1. 出血　与血小板减少有关。

2. 潜在并发症　颅内出血。

3. 有感染的危险　与使用肾上腺皮质激素导致免疫功能下降有关。

4. 恐惧　与全身皮肤黏膜散在出血有关。

5. 知识缺乏　家长缺乏疾病相关知识。

(三)护理措施

1. 控制出血　遵医嘱给予止血药物、输入同型血小板,注意观察疗效及有无输血反应。

2. 严密观察病情变化

(1)观察全身皮肤黏膜出血部位及范围,了解化验结果,监测血小板数量变化、出凝血时间等。

(2)严密观察有无自发性出血,如通过观察神志变化、面色、呼吸、脉搏、血压、大小便来判断患儿有无颅内出血、消化道出血、肺出血、肾脏出血等重要脏器的出血。

3. 遵医嘱使用糖皮质激素并观察疗效　向家长解释长期服用糖皮质激素的副作用如高血压、消化性溃疡、骨质疏松、免疫抑制、库欣综合征等,用药期间需监测血压、白细胞计数及观察药物反应。

4. 避免损伤

(1)卧床休息,禁止剧烈活动,避免玩耍锐利玩具,以免碰伤、摔伤和刺伤。

(2)尽可能减少肌内注射或深静脉抽血,必要时延长压迫时间。

(3)使用软毛牙刷,刷牙时动作轻柔,防止损伤口腔黏膜或牙龈出血。

(4)使用清鱼肝油滴剂滴鼻,并外用于口唇,避免鼻腔、口唇干裂出血。

(5)指导进清淡、易消化软食,禁止食用生、冷、硬、油炸、多刺的食物,保持排便通畅,避免腹压增高诱发颅内出血。

5. 预防感染　与感染患儿分室居住,保持病室通风换气;注意加强个人卫生,预防感染。

6. 消除恐惧心理　关心、安慰患儿,向其讲明道理以取得合作。

7. 健康教育

(1)向家长解释该疾病的病因、临床表现及预后恢复的相关护理知识。

(2)指导预防损伤,不使用阿司匹林类的药物。

(3)加强自我保护,不与感染患儿接触,尽量不去公共场所,衣着适度,避免感冒,以防加重病情复发。

(4) 指导家长识别出血征象,学会压迫止血方法。一旦发生出血,要及时处理并到医院复诊或治疗。

(5) 指导患儿出院后遵医嘱服药,定期复诊。

【思考题】

(1) 出血性疾病患儿如何预防出血?

(2) 出血性疾病患儿出血时应采取哪些护理措施?

第三节　急性白血病

【见习要求】

通过临床见习,熟悉急性白血病患儿临床表现的观察、护理及健康教育,学会运用护理程序方法对急性白血病患儿进行护理评估,列出护理诊断,制订并实施相应的护理措施。

【见习内容】

急性白血病患儿的护理。

【见习方法】

临床见习。教师指导或讲解急性白血病患儿病史收集的内容及要点;带领学生接触患儿,收集病史;学生应用护理程序的方法,以讨论的方式进行护理评估、诊断、列出护理措施;最后由教师点评。

一、急性白血病患儿病史收集的内容及要点

(一) 健康史

了解有无家族病史,如家族中是否有多发性恶性肿瘤的情况,有无其他遗传性疾病或免疫缺陷性疾病;了解有无急性病毒感染史,有无电离辐射、核辐射、放射线、苯及其衍生物、重金属、氯霉素、保泰松、细胞毒性药物的接触史;有无其他慢性发热、出血性疾病。

(二) 身心状况

了解患儿起病急缓、热型、贫血的程度,患儿有无头晕、耳鸣、眼前发黑、虚弱无力、食欲减退、恶心、呕吐、神经系统症状等情况。还要评估患儿的出血情况,全身有无瘀点、瘀斑,口腔、牙龈、鼻腔、消化道有无活动性出血。查体要注意评估患儿有无淋巴结、肝脾的肿大,有无眼球、骨关节的肿大,有无胸骨的压痛或骨关节的疼痛。青春期女性患儿要了解有无月经量过多、经期延长;男性患儿要了解有无睾丸的浸润肿大。

评估家长是否会因为患儿患恶性疾病、巨额的治疗费用而出现恐惧、焦虑、悲哀的心理,是否缺乏疾病的相关知识。患儿是否因为疾病影响学习、可能导致死亡而出现自卑、预感性悲哀等心理。

(三) 辅助检查

查阅血常规、骨髓象和免疫学检查报告单;骨髓检查是确立诊断和判定疗效的重要依据;免疫学分型有助于鉴别白血病细胞类型。通过染色体和基因检查可以提示治疗的预后情况。

二、病　　例

病史:杨××,女,2 岁 8 个月。因反复发热 1 个月、左侧鼻腔出血 1 天入院。患儿出生情况良

好,否认既往病史,否认家族遗传病。患儿来自偏远山区,家境贫穷,家长对治疗需要的巨额费用表示无法承受。

护理体检:体温40℃,脉搏160次/分,呼吸36次/分,血压99/60mmHg。急性病容,全身皮肤苍白,面部可见数个出血点,左侧鼻腔少量渗血,左侧颌下可扪及约5cm×4cm大小包块,活动度差,有明显压痛,咽充血,双侧扁桃体Ⅰ度肿大,全身浅表淋巴结未扪及肿大,胸廓正常,胸骨无压痛,肺(-)、心(-)、腹(-)、神经系统(-)。

辅助检查:血常规示白细胞$26\times10^9/L$,N:0.27,L:0.67,血红蛋白65g/L,血小板$47\times10^9/L$,红细胞$2.2\times10^{12}/L$,外周血幼稚细胞占41.6%。骨髓检查示急性淋巴细胞性白血病,L_1。

请做出护理评估并列出护理诊断、护理措施。

三、讨　　论

(一) 护理评估

该患儿发热高达40℃,面色苍白,颌下可扪及包块,面部有出血点,左侧鼻腔渗血。结合实验室检验结果,患儿的诊断是急性淋巴性白血病,L_1。

(二) 护理诊断/问题

1. 体温过高 与感染有关。

2. 活动无耐力 与贫血导致组织缺氧有关。

3. 舒适的改变 与颌下包块疼痛、咽部疼痛有关。

4. 潜在并发症 出血、感染、化疗药物副作用。

5. 预感性悲哀 与白血病久治不愈有关。

6. 有执行治疗方案无效的危险 与治疗费用昂贵、家长难以承担有关。

7. 知识缺乏 家长缺乏疾病相关知识。

(三) 护理措施

1. 控制体温 监测体温,遵医嘱选择物理降温或口服降温药,忌用安乃近和酒精擦浴;鼓励多饮水,观察降温效果,指导家长为患儿及时更换汗湿的衣裤,保持全身皮肤的清洁干燥。

2. 活动与休息 血小板低于$3\times10^9/L$时,指导患儿卧床休息,防止身体意外受伤;保证充足的睡眠,避免情绪激动。

3. 减轻疼痛,促进舒适 建立疼痛评估表,遵医嘱使用适当的镇痛药物,分散患儿注意力,并评价止痛效果。加强基础护理,为患儿提供舒适、安静的环境,协助患儿采取舒适的卧位。

4. 加强营养、注意饮食卫生 指导家长为患儿提供高蛋白、高维生素、高热量的软食;鼓励少量多餐进食,加强饮食卫生,保证食物新鲜、洁净,餐具及时清洁消毒。

5. 防治出血及损伤 鼻腔黏膜渗血可用浸有0.1%的肾上腺素棉球进行局部压迫止血;如无效,以油纱条进行鼻腔填塞,3天后予以拔出或更换。观察皮肤黏膜出血点情况,监测血小板数量变化;通过观察神志、面色、呼吸、脉搏、血压、大小便来判断患儿有无自发性出血情况;避免玩耍锐利玩具,防止损伤。

6. 纠正贫血,预防感染

(1) 遵医嘱输注红细胞悬液:注意输血速度宜慢,输入量每小时<1ml/kg,防止因心脏负荷过重而诱发心力衰竭,密切观察输血疗效及有无输血反应。

(2) 保护性隔离:与其他病种患儿分室居住,每天消毒病室,限制探视,严禁感染者探视;接触患儿之前要认真洗手,必要时予消毒剂消毒双手;严格执行无菌技术操作,防止交叉感染的发生。

(3) 注意个人卫生:保持口腔、鼻腔、皮肤清洁。进食前后用温开水或漱口液漱口;勤换衣裤,保持全身皮肤清洁干燥;保持大小便通畅,便后用盐水或稀释碘伏溶液清洁肛门或坐浴,以防止肛周脓肿形成;发现口腔破溃、皮肤有破损、红肿等应及时处理。

(4) 避免用麻疹、风疹、水痘、流行性腮腺炎等减毒活疫苗和脊髓灰质炎糖丸进行预防接种,以防发病。

7. 正确给药,观察疗效

(1) 掌握各种化疗药物的药理作用、特性、化疗方案、给药途径,密切观察化疗药物的毒性反应。

(2) 尽量采取大血管或中心静脉导管给药,避免药物渗漏引起局部疼痛、红肿及组织坏死。操作中护士要提高静脉穿刺技术,并加强个人防护。

(3) 观察和处理药物的毒性反应:①监测患儿是否因化疗致骨髓抑制,及时防治感染;②遵医嘱在用化疗药前半小时给予止吐药;③加强口腔护理,有黏膜溃疡及疼痛时,对症处理;④保证液体摄入量,以冲洗尿路;⑤告知家长,用药后出现的脱发、满月脸及情绪变化等改变,停药后可消失。

8. 做好心理护理 为患儿和家长提供一个温馨、充满关爱的治疗环境,在进行各种治疗护理前,与患儿及家长充分沟通,告知操作的过程、如何配合、如何缓解可能出现的不舒适,减轻其恐惧心理。帮助患儿及家长建立积极治疗的信心,向家长提供寻求社会支持的资讯,定期召开病友联谊会,让家长、患儿相互交流成功治疗、护理的经验,共谋积极的应对措施。

9. 健康教育

(1) 让家长了解本病及其治疗的进展,化疗药物的作用及副作用,讲解化疗分阶段治疗的重要性,让其掌握定期坚持化疗的重要性。

(2) 向其讲解化疗后患儿的护理要点,在治疗疾病的同时,重视患儿的生长发育、心理、智力的正常发展。

(3) 指导家长学会观察感染、出血的征象,出现异常及时就诊,定期随访。

【思考题】

(1) 白血病患儿如何预防感染?

(2) 白血病患儿化疗时如何护理?

(张　静)

第十四章 神经系统疾病患儿的护理

第一节 化脓性脑膜炎

【见习要求】

通过临床见习，加深对本节理论知识的理解，进一步了解小儿化脓性脑膜炎的病因，熟悉其临床表现，掌握其护理要点和方法。

【见习内容】

化脓性脑膜炎患儿的护理。

【见习方法】

临床见习。教师指导或讲解化脓性脑膜炎患儿病史收集的内容及要点；带领学生接触患儿，收集病史；学生应用护理程序的方法，以讨论的方式进行护理评估、做出护理诊断及护理措施；最后教师点评。

一、化脓性脑膜炎患儿病史收集的内容及要点

（一）健康史

了解患儿既往史，发病前有无呼吸道、消化道或皮肤感染史；新生儿要询问其母亲的生产情况，有无脐带感染，有无原发或继发性免疫缺陷病史，有无邻近组织器官感染，如中耳炎、乳突炎等。

（二）身心状况

评估患儿有无发热、烦躁不安和进行性加重的意识障碍等感染中毒及急性脑功能障碍症状，有无反复的全身或局限性惊厥发作以及皮肤瘀斑、瘀点和休克表现；是否有头痛、呕吐和（或）前囟饱满与张力增高、头围增大等颅内感染及颅内高压的表现；是否出现呼吸不规则、意识障碍突然加重或瞳孔不等大等脑疝征兆；有无脑膜刺激征。需要注意的是：<3个月的婴儿和新生儿，其临床表现多不典型。

评估患儿有无并发硬脑膜下积液、脑室管膜炎、抗利尿激素异常分泌综合征、脑积水及神经性耳聋、智力低下、癫痫、视力障碍、行为异常等神经功能障碍。

评估患儿家庭情况及患儿患病后对家庭的影响，评估家长对疾病的了解程度，有无焦虑等心理反应。

（三）辅助检查

查阅脑脊液、血常规、血培养等实验室检查报告单。脑脊液检查是确诊本病的重要依据，皮肤瘀斑、瘀点找菌是发现脑膜炎双球菌重要而简便的方法。

二、病 例

病史：乔××，男，6个月。因发热、呕吐伴间断性抽搐3天入院。患儿抽搐时双眼上翻，牙关紧闭，口吐白沫，四肢抽动，曾在当地医院给予镇静止惊治疗后，约30分钟停止抽搐，抽后神志清醒，但反应差，眼神发呆。无高热惊厥史，无结核接触史，无外伤史。

护理体检:体温 39℃,脉搏 110 次/分,呼吸 30 次/分,血压 80/50mmHg。神志模糊,前囟饱满,双肺呼吸音粗,四肢肌张力明显增高,颈抵抗(+),腱反射亢进。

辅助检查:脑积液压力增高,白细胞数多达 1000×10^6/L,脑积液培养查出肺炎链球菌。

请做出护理评估并列出护理诊断、护理措施。

三、讨　　论

(一)护理评估

根据发热、呕吐、惊厥、前囟隆起、脑膜刺激征等表现,结合脑脊液检查结果,不难判断出患儿的诊断是化脓性脑膜炎。患儿父母对疾病的认识不足,有焦虑、内疚等心理反应。

(二)护理诊断/问题

1. 体温过高　与细菌感染有关。

2. 潜在并发症　颅内高压症。

3. 有受伤的危险　与抽搐有关。

4. 焦虑　与患儿家长对疾病的相关知识缺乏、预后不良有关。

(三)护理措施

1. 高热的护理　每 3~4 小时监测体温一次,体温>38.5℃应及时给予冰敷、温水擦浴等物理降温处理,以减少大脑氧的消耗;及时擦干汗液,保持口腔、皮肤清洁;补充足够的营养和水分。

2. 密切观察病情变化　如患儿出现意识障碍、囟门及瞳孔改变、躁动不安、频繁呕吐、四肢肌张力增高为惊厥发作先兆;呼吸节律深而慢或不规则,瞳孔忽大忽小或两侧不等大,对光反应迟钝,血压升高,警惕脑疝的发生;若在治疗中高热不退,反复惊厥发作,前囟饱满,颅缝裂开,呕吐不止,提示出现硬膜下积液等。

3. 做好急救准备,防止意外伤害　惊厥发作时将患儿头偏一侧,给予口腔保护以免舌咬伤,拉好床档,避免躁动及惊厥时受伤或坠床。及时清理口腔分泌物,保持呼吸道通畅,必要时给予氧气吸入。

4. 保证足够营养　给予高热量、清淡、易消化的流质饮食,少量多餐,以满足患儿机体能量的需求,维持水、电解质平衡。呕吐频繁时,采取静脉补液的方式维持液体量与能量的摄入。

5. 健康教育　主动向患儿家长介绍病情、用药原则及护理方法,使其主动配合;教会家长观察患儿惊厥的表现及简单的处理方法;为恢复期患儿制订相应的功能训练计划,指导家长具体的护理措施,减少后遗症发生,减轻家长的心理负担。

【思考题】

(1) 如何观察颅内高压症状?

(2) 如何护理高热患儿?

第二节　病毒性脑炎和脑膜炎

【见习要求】

通过临床见习,加深对本节理论知识的理解,进一步了解小儿病毒性脑炎和脑膜炎的原因,熟悉其临床表现,掌握其护理要点和方法。

【见习内容】

病毒性脑炎和脑膜炎患儿的护理。

【见习方法】

临床见习。教师指导或讲解病毒性脑炎和脑膜炎患儿病史收集的内容及要点;带领学生接触患儿,收集病史;学生应用护理程序的方法,以讨论的方式进行护理评估、做出护理诊断及护理措施;最后教师点评。

一、病毒性脑炎和脑膜炎患儿病史收集的内容及要点

(一) 健康史

了解患儿既往史,了解近期有无呼吸道、消化道感染,有无接触动物、被昆虫叮咬史及流行病史等,有无预防接种史。

(二) 身心状况

测量生命体征,评估患儿有无发热、反复惊厥发作,评估惊厥发作是全身性还是局灶性,或是呈惊厥持续状态。有无意识障碍和颅内压增高表现,其程度等级。有无躁狂、幻觉、失语及定向力、计算力和记忆力障碍等精神异常。如病变主要是在脑膜,先有上呼吸道感染或前驱传染性疾病,且主要表现为发热、恶心、呕吐、软弱、嗜睡;年长儿会诉说头痛,婴儿则烦躁不安,易激惹;可有颈项强直等脑膜刺激征。

评估患儿及家长对本病的了解程度、护理知识掌握程度、有无焦虑或恐惧。

(三) 辅助检查

查阅脑电图、脑脊液常规及病毒学检查等实验室检查报告单。

二、病　　例

病史:黄××,男,4岁。因头痛、呕吐伴抽搐1天收入院。于10天前开始出现发热,最高达39℃,伴有咳嗽、流涕。在当地医院诊治,症状反复。1天前患儿出现头痛,以后枕部为主,伴有呕吐胃内容物多次,非喷射状,抽搐两次。

护理体检:体温39.5℃,脉搏120次/分,呼吸30次/分,血压100/60mmHg。患儿呈浅昏迷状态,双侧瞳孔等圆等大,直径为3mm,对光反射灵敏,颈强直,双膝反射活跃。

辅助检查:脑脊液压力增高,白细胞数约100×10^6/L,以中性粒细胞为主,蛋白质、糖、氯化物在正常范围。

请做出护理评估并列出护理诊断、护理措施。

三、讨　　论

(一) 护理评估

该患儿有呼吸道感染史,有发热、头痛、呕吐、抽搐及脑膜刺激征表现,结合脑脊液检查结果,不难判断出患儿的诊断是病毒性脑膜炎。

(二) 护理诊断/问题

1. 体温过高　与感染有关。

2. 潜在并发症　颅内压增高。

3. 急性意识障碍　与脑膜炎症有关。

4. 躯体移动障碍 与昏迷有关。

5. 营养失调,低于机体需要量 与摄入不足、机体消耗增多有关。

(三)护理措施

1. 及时降温处理 保持病室安静,空气清新;密切监测患儿的体温、热型及伴随症状,采用物理或药物降温,以降低大脑耗氧量;保证摄入足够的液体量。

2. 密切观察病情变化 观察患儿瞳孔、意识及呼吸变化,必要时吸氧。如发现呼吸节律不规则、双侧瞳孔不等大、对光反应迟钝,多提示有脑疝及呼吸衰竭发生,及时报告医生处理。

3. 提供保护性照顾 按昏迷患儿的护理,患儿侧卧位或头偏一侧,保持呼吸道通畅。定时翻身及按摩皮肤,防止出现压疮;轻拍患儿背部,促进排痰,减少坠积性肺炎的发生。如有抽搐,可根据医嘱使用镇静剂。

4. 保证足够营养 应尽早给予鼻饲或静脉高营养,补充足够的水分及营养,维持水电解质平衡,保证机体营养需要。

5. 健康教育 做好患儿及家长的心理护理,向家长提供日常生活护理及保护患儿的知识。

【思考题】

简述病毒性脑炎患儿病情观察要点。

(高永芳)

第十五章　内分泌系统疾病患儿的护理

第一节　小儿糖尿病

【见习要求】

通过临床见习，加深对本节理论知识的理解，熟悉小儿糖尿病的临床表现，掌握其护理评估、护理诊断、护理措施。

【见习内容】

糖尿病患儿的护理。

【见习方法】

临床见习。教师指导或讲解糖尿病患儿病史收集内容及要点；带领学生接触患儿，收集病史；学生应用护理程序的方法，以讨论的方式进行护理评估、诊断，列出护理措施；由教师点评。

一、糖尿病患儿病史收集的内容及要点

（一）健康史

询问起病前有无急性感染史，重点了解患儿有无多尿、多饮、多食、消瘦病史，是否经常发生皮肤疮疖及遗尿现象，有无糖尿病家族史。

（二）身心状况

评估患儿的一般情况及有无典型的“三多一少”症状；有无生长发育落后的表现；有无伴随并发症，有无多尿、呕吐、腹痛、严重脱水、神情呆滞甚至发生昏迷等酮症酸中毒表现。患儿年龄越小，酮症酸中毒的发生率越高。

评估家长和小儿对糖尿病的认识程度和所持态度。

（三）辅助检查

查阅血糖、尿糖、糖耐量试验、血气分析、糖化血红蛋白及胰岛细胞抗体等实验室检查报告单。酮症酸中毒时，pH<7.30，HCO_3^-<15mmol/L。

二、病　　例

病史：蔡××，女，12岁。因咽痛、头昏，多饮、多尿、消瘦明显6天，昏迷2天入院。

护理体检：体温37℃，脉搏110次/分，呼吸30次/分，血压100/60mmHg。患儿呈浅昏迷状，呼吸有烂苹果味；心肺正常，肝脾不大。

辅助检查：血糖33.3mmol/L，尿酮体++，血pH 7.25、HCO_3^- 14mmol/L 。

请做出护理评估并列出护理诊断、护理措施。

三、讨　　论

（一）护理评估

根据患儿多饮、多尿、消瘦及浅昏迷状等表现，结合血生化、尿液检查结果，不难判断出患儿

的临床诊断是:①1 型糖尿病;②酮症酸中毒。

(二) 护理诊断/问题

1. 营养失调,低于机体需要量 与胰岛素缺乏所致体内代谢紊乱有关。

2. 潜在并发症 低血糖。

3. 有感染的危险 与蛋白质代谢紊乱、抵抗力下降有关。

4. 知识缺乏 患儿及家长缺乏糖尿病相关知识。

(三) 护理措施

1. 饮食控制 患儿的饮食应适合年龄、生长发育和日常活动的需要;要以能保持正常体重、减少血糖波动、维持血脂正常为原则。每日总热量以糖占 50%、蛋白质 20%、脂肪 30%的比例计算出所需的糖、蛋白质和脂肪的量。

2. 正确使用胰岛素

(1) 采用正规胰岛素治疗:初始剂量为每日 0.5~1.0U/kg,分 4 次,于早、中、晚餐前 30 分钟皮下注射,晚睡前再注射一次(每日胰岛素总量的分配:早餐前 30%、中餐前 30%、晚餐前 30%、睡前 10%),并根据血糖或尿糖测定结果调整用量,防止胰岛素过量或不足。

(2) 正确用药:注射胰岛素时,尽量用同一型号的 1ml 注射器以保证剂量的准确;注射部位选股前部、腹壁、上臂外侧、臀部,每次注射要更换部位。

(3) 密切观察病情:监测血糖、尿糖的变化,观察患儿有无面色苍白、出冷汗、脉搏细弱等低血糖表现,发现异常及时报告医生处理。

3. 积极治疗酮症酸中毒 开始时可采用小剂量胰岛素持续静脉滴注;静脉补液以纠正脱水、酸中毒和电解质紊乱;密切观察病情变化,监测血气、电解质、血和尿液中糖和酮体的变化。

4. 防治感染 可采用适当的抗生素治疗,如青霉素类药物。做好生活护理,避免皮肤破损,做好口腔、牙齿的清洁。

5. 给予心理支持 帮助患儿保持良好的心态、营养状态,减轻心理压力;指导患儿学会自我护理,增强战胜疾病的信心,必要时提供长期的心理支持。避免过于溺爱或干涉患儿的行为。

6. 健康教育 指导家长了解糖尿病知识,及时掌握患儿病情变化;教会家长独立进行血糖和尿糖监测;患儿每天适度运动,运动时间以进餐 1 小时后、2~3 小时以内为宜,运动后出现低血糖时可加餐。目前,患儿处于昏迷状态,按昏迷患儿的常规护理,暂不适宜做运动。

【思考题】

(1) 糖尿病患儿如何进行饮食管理?

(2) 糖尿病患儿用胰岛素治疗应注意什么?

第二节 先天性甲状腺功能减低症

【见习要求】

通过临床见习,加深对本节理论知识的理解;熟悉先天性甲状腺功能减低症的临床表现,掌握其护理评估、护理诊断、护理措施。

【见习内容】

先天性甲状腺功能减低症患儿的护理。

【见习方法】

临床见习。教师指导或讲解先天性甲状腺功能减低症患儿病史收集的内容及要点;带领学生接触患儿，收集病史；学生应用护理程序的方法，以讨论的方式进行护理评估、诊断、列出护理措施；最后教师点评。

一、先天性甲状腺功能减低症患儿病史收集的内容及要点

（一）健康史

了解家族中是否有类似疾病；询问母亲孕期饮食习惯及是否服用过抗甲状腺药物，患儿是否有智力低下及体格发育较同龄儿落后；患儿精神、食欲、活动情况，是否有喂养困难。

（二）身心状况

观察患儿是否有特殊面容，测量身高、体重、头围、上下部量，检查智力水平和性发育情况。

了解家长是否掌握本病相关知识，特别是服药方法和副作用观察，及对患儿进行智力、体力训练的方法等；家庭经济及环境状况；父母角色是否称职；了解父母心理状况，是否存在焦虑。

（三）辅助检查

查阅骨龄，血清 T_3、T_4 和 TSH，以及基础代谢率等检查结果。

二、病　　例

病史：马××，男，1 岁。因生长发育迟缓，喂养困难、纳差、腹胀、便秘 10 天就诊。

护理体检：体温 35.6℃，心率 80 次/分，呼吸 26 次/分，体重 7kg，身长 63cm。表情呆滞，皮肤粗糙，毛发稀疏、枯黄，双眼睑浮肿，眼距宽，鼻梁低，舌大伸出口外，四肢粗短；心律整齐，心音低钝；腹膨隆，有脐疝。

辅助检查：骨龄落后，T_4 降低，TSH 明显升高。

请做出护理评估并列出护理诊断、护理措施。

三、讨　　论

（一）护理评估

根据患儿特殊面容、智力低下、生长发育落后等表现，结合实验室检查结果，不难判断出患儿的临床诊断是先天性甲状腺功能减低症。

（二）护理诊断/问题

1. 体温过低　与基础代谢率低有关。

2. 营养失调，低于机体需要量　与喂养困难、食欲差有关。

3. 便秘　与肌张力低下、活动量少有关。

4. 生长发育迟缓　与甲状腺素合成不足有关。

5. 知识缺乏　患儿家长缺乏本病的有关知识。

（三）护理措施

1. 保暖　室内温湿度适宜，适时添加衣被；加强皮肤护理，防止皮肤感染。

2. 供给合理营养　供给高蛋白、高维生素、富含钙及铁剂的易消化食物；指导喂养方法，耐心喂养，提供充足的进餐时间，必要时静脉供给营养，以保证生长发育的需要。

3. 保持排便通畅 多饮水,补充足够的液体量;多吃水果、蔬菜;适当增加活动量,促进肠蠕动;每日顺肠蠕动方向按摩数次;养成定时排便的习惯;必要时采用缓泻剂、软化剂或通便灌肠。

4. 加强行为训练 通过各种方法加强智力、行为训练,以促进生长发育,使其掌握基本生活技能;加强患儿日常生活护理,防止意外伤害发生。

5. 健康教育 使家长了解终身服药的必要性,掌握药物服用方法及疗效观察;定期随访复查,密切观察患儿生长曲线、智商、骨龄,及血 T_3、T_4 和 TSH 变化等,随时调整用药剂量。

【思考题】

如何促进甲状腺功能减低症患儿的智力发育?

(吴学东)

第十六章　免疫性疾病患儿的护理

第一节　风　湿　热

【见习要求】

通过临床见习，了解小儿风湿热发生的原因，熟悉小儿风湿热的临床表现的观察、护理及健康教育，学会运用护理程序方法对风湿热患儿进行护理评估，列出护理诊断，制订并实施相应的护理措施。

【见习内容】

风湿热患儿的护理。

【见习方法】

临床见习。教师指导或讲解风湿热患儿病史收集的内容及要点；带领学生接触患儿，收集病史；学生应用护理程序的方法，以讨论的方式进行护理评估、诊断、列出护理措施；最后教师点评。

一、风湿热患儿病史收集的内容及要点

（一）健康史

询问患儿发病前1~4周有无上呼吸道感染的表现，有无发热、关节疼痛，是否伴有皮疹等，有无精神异常或不自主的动作表现，既往有无心脏病或关节炎病史；家族成员中有无类似的疾病。

（二）身心状况

测量生命体征，听诊有无心音减弱、奔马律及心脏杂音；检查四肢的大、小关节有无红、肿、热、痛、活动受限；有无皮疹，尤其躯干和关节伸侧。

评估家长对该病的预后、护理方法、药物的不良反应、复发的预防等知识的认识程度。对年长儿注意评估有无因长期休学带来的担忧、由于舞蹈症带来的自卑等。了解患儿家庭环境及家庭经济情况、既往有无住院的经历。

（三）辅助检查

查阅血常规、血沉、C反应蛋白及抗链球菌抗体测定等检查结果：血沉增快、C反应蛋白增高、黏蛋白增高表明风湿热活动。抗链球菌溶血素（ASO）、抗链球菌激酶（ASK）和抗透明质酸酶（AH）增高提示近期感染过链球菌，有风湿热的可能。

二、病　　例

病史：温××，男，8岁7个月。因精神差，面色苍白2个月入院。出生情况良好，否认既往病史，否认家族遗传病史。

护理体检：体温38.2℃，脉搏136次/分，呼吸25次/分，体重25kg。慢性病容，贫血貌，右膝关节红肿热痛，全身浅表淋巴结未扪及肿大，胸廓正常，胸骨无压痛，肺（-），心尖部可闻及Ⅲ级收缩期杂音，腹（-），神经系统（-）。

辅助检查：血常规示白细胞9.6×10^9/L，N：0.80，L：0.20；血沉78mm/h；ASO阳性。

请做出护理评估并列出护理诊断、护理措施。

三、讨　　论

（一）护理评估

该患儿有发热病史，右膝关节红肿热痛、心尖部可闻及Ⅲ级收缩期杂音，结合血沉增快、周围血中性粒细胞增多、ASO(+)等实验室检查结果，患儿的诊断是小儿风湿热。

（二）护理诊断

1. 体温过高　与链球菌感染有关。

2. 舒适的改变　与膝关节受累有关。

3. 心输出量减少　与心脏受损有关。

4. 焦虑　与家长缺乏疾病相关知识有关。

（三）护理措施

1. 监测体温变化　观察患儿的热度和热型。必要时行物理或药物降温；鼓励多饮水，观察降温效果；及时更换汗湿的衣裤，保持皮肤的清洁干燥。

2. 合理安排活动和休息　绝对卧床至急性症状完全消失、血沉接近正常时方可下床活动，活动量依据心率、心音、呼吸、有无疲劳而调整。

3. 促进舒适　为患儿提供舒适、安静的环境及舒适的卧位。建立疼痛评估表并及时评价止痛效果。分散患儿注意力，避免患肢受压，可用热水袋热敷止痛；遵医嘱适当使用镇痛药物；注意患肢保暖，避免寒冷潮湿，做好皮肤护理。

4. 密切观察病情　观察患儿面色、呼吸、心率、心律及心音的变化，如有烦躁不安、面色苍白、多汗、气急等心力衰竭的表现，应及时处理。

5. 用药护理　使用激素、阿司匹林等药物，宜饭后服药以减少对胃的刺激，并按医嘱加用维生素 K 防止出血；注意观察应用激素引起的副作用。应用洋地黄期间，如出现心动过缓、心律失常、恶心呕吐、食欲减退、黄绿视、视力模糊、嗜睡、头晕等毒性反应，应停服洋地黄并及时采取相应措施。

6. 供给合理营养　指导家长为患儿提供高蛋白、高维生素、高热量的软食。鼓励少量多餐进食，保持排便通畅。出现心力衰竭时需要限制盐和水的摄入，并详细记录出入水量。

7. 加强心理护理　在进行各种治疗、护理前，与患儿及家长充分沟通，以小儿能接受的方式告知操作的过程，使其主动配合；及时解除患儿的各种不适感，减轻其恐惧的心理，增强其战胜疾病的信心。

8. 加强健康教育

（1）向家长介绍本病相关知识和护理要点，帮助家长学会观察病情，合理安排患儿的日常生活和学习；避免参加剧烈的活动，避免寒冷潮湿的环境及受凉；预防感染和防止疾病复发。

（2）强调预防复发的重要性，指导家长掌握患儿出院后正确用药，并观察药物的不良反应，定期门诊复查。

【思考题】

（1）如何预防风湿热复发？

（2）如何观察和预防抗风湿药物的不良反应？

第二节　过敏性紫癜

【见习要求】

通过临床见习，了解过敏性紫癜发生的原因，熟悉过敏性紫癜临床表现的观察、护理及健康教育，学会运用护理程序方法对过敏性紫癜患儿进行护理评估，列出护理诊断，制订并实施相应的护理措施。

【见习内容】

过敏性紫癜患儿的护理。

【见习方法】

临床见习。教师指导或讲解过敏性紫癜患儿病史收集的内容及要点；带领学生接触患儿，收集病史；学生应用护理程序的方法，以讨论的方式进行护理评估、诊断、列出护理措施；最后教师点评。

一、过敏性紫癜患儿病史收集的内容及要点

（一）健康史

询问患儿皮疹出现的时间及分布，有无腹痛、便血、关节痛等；发病前是否接触过敏原，以往有无类似发作，是否有家族病史。

（二）身心状况

了解患儿是否有发热，皮疹的多少、分布、有无融合出血；评估有无恶心、呕吐、呕血、便血、黑便等消化道出血情况；观察皮肤、黏膜、甲床、眼睑结膜等以了解患儿贫血情况；评估患儿是否有腹痛、关节疼痛、水肿、血尿等情况。

评估家长、患儿是否会因为患儿全身出现皮疹、出血点、腹痛、病情反复可导致严重并发症、病程较长影响学习而有焦虑、恐惧等心理，家长是否缺乏相关疾病知识。

（三）辅助检查

查阅血常规、出凝血时间、粪便常规及隐血、尿常规等检查结果。

二、病　　例

病史：郭××，男，4 岁 1 个月。因双下肢皮疹 3 天，腹痛 2 天，解黑便 1 天入院。出生情况良好，否认既往病史，否认家族遗传病史。发病前进食过海产品，母亲对多种抗生素过敏。患儿家境富裕，家长表示对该疾病预后的担忧。

护理体检：体温 37.1℃，脉搏 106 次/分，呼吸 18 次/分，体重 13kg。急性病容，面色口唇红润，双下肢可见紫红色斑丘疹，压之不退色，可见搔抓痕迹，全身浅表淋巴结未扪及肿大，口腔黏膜正常，咽无充血，双侧扁桃体无肿大，胸廓正常，胸骨无压痛，肺（-），心（-），腹部柔软，脐周有压痛，神经系统（-），四肢关节未见肿胀。

辅助检查：①血常规示白细胞 $5.6\times10^9/L$，红细胞 $2.6\times10^{12}/L$，血红蛋白 110g/L，血小板 $244\times10^9/L$。②尿常规：蛋白++。③粪常规：隐血+。

请做出护理评估并列出护理诊断、护理措施。

三、讨　　论

（一）护理评估

该患儿双下肢有明显的紫红色斑丘疹，伴腹痛、上消化道出血等情况，且母亲是过敏体质，患儿发病前也曾进食海鲜，结合辅助检查结果，得出患儿诊断是过敏性紫癜。

（二）护理诊断

1. 皮肤完整性受损　与疾病导致变态反应性血管炎有关。

2. 潜在并发症　消化道出血、紫癜性肾炎。

3. 舒适的改变（疼痛）　与肠道变态反应性炎症有关。

4. 营养失调，低于机体需要量　与禁食有关。

5. 焦虑　与患儿父母缺乏疾病相关知识有关。

（三）护理措施

1. 皮肤护理　保持皮肤清洁、干燥；衣着应宽松、柔软；修剪患儿指甲，避免擦伤和抓伤，如有破溃及时处理，防止出血和感染。

2. 密切观察病情变化，预防并发症

（1）观察并记录皮疹的形态、颜色、数量以及分布变化，有无神志改变等中枢神经系统出血表现；观察腹痛、便血等情况，同时注意腹部体征。

（2）观察尿色、尿量，定时做尿常规检查。若有血尿和蛋白尿，提示紫癜性肾炎，按肾炎护理。

（3）避免再次接触致敏原，遵医嘱使用止血、脱敏等药物。

3. 减轻疼痛，保持舒适　建立疼痛评估表，及时评估患儿的疼痛；教会患儿利用放松、娱乐等方法减轻疼痛。在腹痛期间，卧床休息并做好监护；禁止按摩和热敷腹部；按医嘱使用肾上腺皮质激素，以缓解痉挛性腹痛。

4. 合理安排饮食　限制饮食，给予高热量、高蛋白、富含维生素、易消化的无渣流食；出血量多时禁食，经静脉补充营养。避免进食容易致敏的食物如牛奶、海鲜。

5. 心理疏导　向患儿及家长解释该疾病的发病原因、配合禁食的重要性；向家长及患儿介绍同病种康复的病友，以增强其治疗疾病的信心。

6. 健康教育

（1）教会家长和患儿观察病情：观察有无腹痛、便血、浮肿及尿色、尿量的改变，及早发现并发症。

（2）指导合理调配饮食：尽量避免接触各种可能的过敏原，给予清淡、易消化少渣半流质饮食，避免粗纤维、刺激性食物。

（3）指导患儿定期来院复查。指导患儿及家长正确使用激素。

【思考题】

过敏性紫癜皮疹特点有哪些？

第三节　川　崎　病

【见习要求】

通过临床见习，了解川崎病发生的原因，熟悉川崎病临床表现的观察、护理及健康教育，学会运用护理程序方法对川崎病患儿进行护理评估，列出护理诊断，制订并实施相应的护理措施。

【见习内容】

川崎病患儿的护理。

【见习方法】

临床见习。教师指导或讲解川崎病患儿病史收集的内容及要点；带领学生接触患儿，收集病史；学生应用护理程序的方法，以讨论的方式进行护理评估、诊断、列出护理措施；最后由教师点评。

一、川崎病患儿病史收集的内容及要点

（一）健康史

详细询问患儿发热程度及热型，抗生素治疗是否有效。皮疹出现的时间、形态和分布，有无麻疹接触史和近期服药史。

（二）身心状况

监测体温，评估有无皮疹、手足硬肿脱皮、结膜充血、口唇皲裂及颈淋巴结肿大，有无其他器官受累情况。

评估患儿是否因疾病的不舒适、陌生的住院环境而哭闹、紧张、焦虑；家庭环境及经济情况；家长是否有焦虑及对该病的了解程度。

（三）辅助检查

查阅血常规、免疫学检测和心电图、心脏彩超检查等结果。

二、病　　例

病史：孙××，男，1 岁 10 个月。因发热 5 天，结膜充血、肛周脱屑 2 天入院。出生情况良好，否认既往病史，否认家族遗传病史。

护理体检：体温 39.8℃，脉搏 130 次/分，呼吸 36 次/分，体重 7.5kg。急性病容，全身皮肤色泽正常，未见皮疹，肛周大范围脱屑，左颌下可扪及肿大淋巴结，皮下未见出血点；双眼结膜充血，口唇红润，口腔黏膜稍充血，咽充血，双侧扁桃体Ⅱ度肿大，见数枚脓点；胸廓正常，胸骨无压痛，肺（-），心（-），腹（-），神经系统（-）。

辅助检查：血常规示白细胞 9.6×10^9/L，N：0.61，L：0.36，红细胞 4.3×10^{12}/L，血红蛋白 101g/L，血小板 339×10^9/L；血沉 38mm/h。

请做出护理评估并列出护理诊断、护理措施。

三、讨　　论

（一）护理评估

患儿高热，双眼结膜充血，口腔黏膜、咽充血，双侧扁桃体肿大且有脓点，左颌下淋巴结肿大，肛周皮肤大面积脱屑，结合实验室检查结果，得出患儿诊断是川崎病。

（二）护理诊断

1. 体温过高　与感染、免疫反应等因素有关。

2. 皮肤完整性受损 与变态反应性小血管炎有关。

3. 舒适的改变 与球结膜充血、咽充血、扁桃体肿大有关。

4. 潜在并发症 心脏受损。

5. 焦虑 与家长缺乏本病相关知识有关。

（三）护理措施

1. 控制体温 监测体温，观察患儿的热度和热型。保持病室适宜的温湿度，选择适当的物理降温方法，注意安全使用冰袋，避免冻伤；必要时予以药物降温；鼓励多饮水，及时更换汗湿的衣裤，保持全身皮肤的清洁干燥；指导家长合理喂养，加强饮食卫生，保证食物新鲜、洁净，补充足够的营养和水分。

2. 加强皮肤护理 评估皮损情况；协助患儿修剪指甲，避免搔抓皮肤；选择宽松的棉质衣服；保持皮肤清洁、干燥，每次便后清洗臀部；遵医嘱选择皮肤保护剂对脱屑部位皮肤进行保护，防止出血和继发感染。

3. 促进舒适 口腔护理，3 次/日；观察口腔黏膜病损情况，在口唇干燥、皲裂时予以鱼肝油保护口唇；遵医嘱使用口腔炎喷剂，减少口咽部不适；每日用生理盐水清洗双眼，遵医嘱使用滴眼液以减缓眼部的不适。

4. 密切观察病情变化 遵医嘱予以心电监护，密切监测患儿有无心血管损害的表现，如面色、精神状态、心率、心律、心音、心电图异常等，并根据心血管损害程度采取相应的护理措施。

5. 正确使用药物，观察药物的副作用 使用阿司匹林需要观察患儿有无消化道反应、肝功能损害、出血等，指导患儿饭后服药，减少对胃肠道的刺激。使用免疫抑制剂注意有无消化道症状、血压增高、免疫抑制、骨质疏松、肾上腺皮质功能不全等。使用大剂量丙种球蛋白时注意观察有无过敏反应。

6. 加强心理护理 为患儿、家长提供一个温馨、充满关爱的治疗环境；向家长介绍本病相关知识和护理要点，鼓励其建立积极治疗的信心；在进行各种操作前，与患儿及家长充分沟通，争取其主动配合，以减轻焦虑、恐惧的心理。

7. 健康教育 指导家长合理安排患儿的日常生活，避免患儿情绪激动和过度活动。教会家长观察病情变化，发现异常，及时就诊；定期随访，对于无冠状动脉病变的患儿，于出院后 1、3、6 个月及 1 年全面检查 1 次；有冠状动脉损害者密切随访。

【思考题】

（1）简述川崎病患儿皮肤黏膜的病变。

（2）简述川崎病患儿皮肤黏膜的护理。

（张　静）

第十七章　传染性疾病患儿的护理

第一节　传染病患儿的一般护理

【见习要求】

通过临床见习，加深对本节理论知识的理解，了解小儿常见传染性疾病的病因、发病机制，熟悉小儿常见传染性疾病的治疗原则，掌握常见传染性疾病患儿的临床表现、护理评估、护理诊断和护理措施。

【见习内容】

传染病患儿的一般护理。

【见习方法】

临床见习。教师指导或讲解传染病患儿病史收集的内容及要点；带领学生接触患儿，收集病史；学生应用护理程序的方法，以讨论的方式进行护理评估、诊断、列出护理措施；最后教师点评。

一、传染病患儿病史收集的内容及要点

（一）健康史

了解有无与传染病患者、动物分泌物或疫水接触史，是否家庭或集体生活人群发病，有无疫区旅居史、既往传染病史，预防接种情况；询问母亲健康状况及母亲分娩时是否有异常情况。

（二）身心状况

评估患儿生命体征，观察发热程度和热型、呼吸型态、心率改变、神志变化。观察皮肤黏膜有无皮疹、黄疸，注意皮疹出现时间、性质、形态、分布顺序；全身浅表淋巴结有无肿大、压痛。特殊体征对协助诊断有重要意义，如伤寒患者的特殊中毒面容，恙虫病患者的焦痂、溃疡等。对患有呼吸系统传染病或有呼吸系统并发症的患者观察呼吸频率、节律、呼吸音是否正常；有败血症和感染性休克的患者重点评估心率、血压变化，是否有四肢冰冷、尿量减少等；累及消化系统者重点检查腹部有无压痛、反跳痛，疼痛的部位、性质、程度，肝脾大小、软硬度、是否有压痛，有无腹水；中枢神经系统传染病应重点评估瞳孔大小及对光反射，有无脑膜刺激征、病理反射征，有无肢体瘫痪。评估有无脱水表现及判断脱水程度。

评估患儿是否因疾病的不舒适、陌生的住院环境而哭闹、紧张、焦虑；家庭环境及经济情况；家长是否因缺乏对该病的相关知识而产生不良情绪。

（三）辅助检查

查阅血液、尿粪常规检查和血液生化检查、病原学检查、免疫学检查等实验室检查结果。

二、病　　例

病史：叶××，女，2 岁。因发热、流涕、咳嗽 3 天及皮疹 1 天而入院。患儿 3 天前出现发热、流涕、干咳、双眼发红、畏光流泪，1 天前头面部和胸腹部出现红色点状皮疹。

护理体检：体温 39℃，脉搏 102 次/分，呼吸 24 次/分。精神委靡，声音嘶哑；前额、耳后和胸

腹部有浅红色斑丘疹,眼结膜充血,口腔黏膜粗糙,可见麻疹黏膜斑;双肺呼吸音粗,心脏听诊无异常。

辅助检查:血常规示 WBC 3.8×10^9/L,N:0.3,L:0.7。

请做出护理评估并列出护理诊断、护理措施。

三、讨　　论

(一) 护理评估

该患儿有发热、流涕、咳嗽等上呼吸道症状,口腔有麻疹黏膜斑,前额、耳后和胸腹有浅红色斑丘疹,眼结膜充血,先发热后出疹。根据患儿发热、出疹史及口腔检查,结合实验室检查结果,不难判断出患儿的临床诊断是麻疹。

(二) 护理诊断/问题

1. 体温过高　与病毒感染有关。

2. 皮肤完整性受损　与麻疹病毒感染有关。

3. 营养失调,低于机体需要量　与食欲下降、高热消耗增多有关。

4. 潜在的并发症　肺炎、喉炎、脑炎。

5. 有传播感染的危险　与呼吸道排出麻疹病毒有关。

(三) 护理措施

1. 维持正常体温　卧床休息至皮疹消退、体温正常;不宜用药物及物理方法强行降温,禁用冷敷和酒精擦浴以免影响皮疹消退;体温超过 40℃ 以上时,可用小剂量退热剂和温水擦浴,使体温稍降以免惊厥;避免直接吹风,防止受凉;衣被穿带适宜,忌捂汗,及时擦干汗液并更换衣服,保持皮肤清洁干燥;补充足够的营养和水分,鼓励多饮水,必要时静脉补液。

2. 保持皮肤黏膜的完整性

(1) 及时评估皮疹消退情况:如退疹不畅,可用鲜芫荽煎水服用并抹身,以使皮疹出齐、出透,平稳度过出疹期,注意防止烫伤;保持床单整洁干燥与皮肤清洁,每日用温水擦浴更衣(忌用肥皂),便后注意臀部清洁,勤剪指甲防抓伤皮肤继发感染。

(2) 保持口腔、眼、耳、鼻部的清洁:注意口腔卫生,多喂水,可用生理盐水或朵贝液含漱;眼避免强光刺激,分泌物多时予生理盐水清洗双眼,再滴入抗生素眼液或涂抗生素眼膏,可加服维生素 A 预防干眼病;防止呕吐物或泪水流入外耳道发生中耳炎;及时清除鼻腔分泌物,保持鼻腔通畅。

3. 保证充足的营养和水分　高热期给予清淡、易消化、营养丰富的流质、半流质为宜,如牛奶、豆浆、蒸蛋等;常更换食物品种,少量多餐;避免生冷、坚硬食物;多喂开水及热汤,利于排毒、退热、退疹。恢复期应添加高蛋白、高维生素的食物。

4. 密切观察病情　监测体温,观察热型;观察皮疹的出疹、消退情况;观察有无持续高热、咳嗽加剧、鼻扇喘憋、发绀、肺部啰音增多等肺炎表现,重症肺炎可致心力衰竭;观察有无声嘶、吸气性呼吸困难、三凹征等喉炎表现;观察有无头痛、呕吐、嗜睡、惊厥、昏迷等脑炎表现。

5. 防止感染传播　采取呼吸道隔离至出疹后 5 天,有并发症时延至疹后 10 天。病室通风换气,每天进行空气消毒;患儿衣被及玩具曝晒 2 小时;减少探视,预防继发感染;医务人员接触患儿前后应洗手、更换隔离衣或在空气流动处停留 30 分钟以上。

6. 健康教育　向家长介绍本病的流行特点、病程、隔离时间、早期症状、并发症和预后等,让家长了解本病以便配合治疗。指导家长进行消毒隔离、皮肤护理和病情观察。

【思考题】

（1）如何观察麻疹患儿皮疹的变化？

（2）如何预防麻疹患儿交叉感染？

第二节　结　核　病

【见习要求】

通过临床见习，加深对本节理论知识的理解，熟悉小儿结核病的临床表现，掌握其护理评估、护理诊断、护理措施。

【见习内容】

结核病患儿的护理。

【见习方法】

临床见习。教师指导或讲解结核病患儿病史收集的内容及要点；带领学生接触患儿，收集病史；学生应用护理程序的方法，以讨论的方式进行护理评估、诊断、列出护理措施；最后教师点评。

一、结核病患儿病史收集的内容及要点

（一）健康史

了解患儿平常健康状况、生活环境及居住条件，有无与结核病或慢性咳嗽的患者接触史，是否接种过卡介苗，有无家族史等。

（二）身心状况

观察患儿热型，检查有无盗汗、午后发热、食欲不佳、消瘦等结核中毒症状；有无出现百日咳样的痉挛性咳嗽、声音嘶哑、喘鸣、肺不张等压迫症状，有无疱疹性结膜炎、结节性红斑等结核过敏性表现；评估周围淋巴结肿大情况；观察患儿有无性格或神志改变，有无头痛、呕吐、感觉过敏、两眼凝视、惊厥频繁发作及明显脑膜刺激征等结核性脑膜炎表现。如为婴幼儿，可有前囟隆起、骨缝裂开等表现。

了解患儿及家长的心理状态，评估家长对病情、隔离方法、服药等知识的了解程度，以及家庭环境和经济承受能力。

（三）辅助检查

查阅胸部X线、结核菌素试验、体液查找结核菌、脑脊液及免疫学检测等辅助检查结果。胸部X线检查可明确结核病灶的范围、性质、类型、活动和进展情况，亦可观察疗效和鉴别诊断；结核菌素试验可判断是否受过结核菌感染；体液查找结核菌是确诊的重要手段。

二、病　　例

病史：肖××，男，8个月。患儿因发热，易哭闹，睡眠不安7天而收入院。

护理体检：体温38℃，脉搏104次/分，呼吸26次/分。面色略苍白，精神委靡，前囟张力稍高，颈抵抗轻微，心肺无异常。

辅助检查：脑脊液外观成毛玻璃样，WBC 300×10^6/L，N：0.3，L：0.7，蛋白800mg/L，糖1.5mmol/L，氯化物100mmol/L。脑脊液涂片革兰染色找细菌（-），墨汁涂片（-）。

请做出护理评估并列出护理诊断、护理措施。

三、讨　论

（一）护理评估

该患儿的预防接种史不详，无接触结核患者；早期精神状态烦躁好哭，面色略苍白，精神委靡，有结核中毒症状；前囟张力稍高，无明显脑膜刺激征表现；根据患儿结核中毒症状以及脑脊液检查结果，不难判断出患儿的临床诊断为结核性脑膜炎。

（二）护理诊断/问题

1. 潜在并发症　颅内高压症。

2. 营养失调，低于机体需要量　与摄入不足、消耗增多有关。

3. 有皮肤完整性受损的危险　与长期卧床、排泄物刺激有关。

4. 有传播感染的危险　与结核菌排出有关。

5. 焦虑（家长）　与病情重、病程长及预后差有关。

（三）护理措施

1. 密切观察病情　观察患儿生命体征、神志、瞳孔、尿量的变化及有无惊厥发生，如出现头痛、呕吐、烦躁不安、嗜睡、昏迷等颅内高压或脑疝的早期表现，应及时进行抢救。

2. 防范发生意外　发生惊厥时，注意防止舌咬伤，于上、下齿间置压舌板；及时清理呼吸道分泌物，保持呼吸道通畅；给予氧气吸入，必要时进行人工辅助呼吸；患儿应卧床休息，室内保持安静，各项治疗、护理操作尽量集中进行，以减少对患儿的刺激。

3. 用药护理　遵医嘱使用肾上腺皮质激素、脱水剂、利尿剂和抗结核药物等，注意控制液体的速度和药物副作用。

4. 供给合理的营养　给予高热量、高蛋白、高维生素、富含钙质的易消化食物；指导家长为患儿选择食物，尽量提供其喜爱的食品；注意食物的制作方法，以增加食欲；补充适当的水分，以维持水、电解质平衡；必要时给予静脉支持治疗。

5. 加强皮肤护理　保持床铺的清洁、干燥、平整，大小便后用温水清洗臀部，及时更换尿布。汗湿及时更衣，避免受凉致上呼吸道感染。

6. 消毒隔离　采取呼吸道隔离措施，对患儿呼吸道的分泌物、餐具、痰杯应进行消毒处理；病室每日紫外线消毒。避免与其他急性传染病如麻疹、百日咳等接触，以免加重病情。

7. 加强心理护理　向家长解释结核性脑膜炎的病因及转归，让家长明白该病的治疗关键是早期诊断、合理治疗、正规用药，以消除家长的焦虑紧张情绪。

8. 健康教育

（1）坚持全程、合理用药。做好病情及药物毒副作用的观察，定期门诊复查，防止复发。

（2）合理安排患儿生活，保证休息时间，适当地进行户外活动。注意饮食，供给充足的营养。

（3）避免继续与开放性肺结核患者接触，以防重复感染。积极预防和治疗各种急性传染病，防止疾病复发。

（4）如留有后遗症，则指导家长对瘫痪肢体进行理疗、被动活动等功能锻炼，帮助肢体功能恢复，防止肌挛缩。有失语和智力低下时，应进行语言训练和适当教育。

【思考题】

（1）如何预防小儿结核病？

（2）如何判断结核菌素试验结果及其临床意义？

（吴学东）

第十八章　危重症患儿的护理

第一节　小儿惊厥

【见习要求】

通过临床见习，加深对本节理论知识的理解，熟悉惊厥的病因以及分类、分度和治疗原则，掌握小儿惊厥的临床表现、护理评估、护理诊断、护理措施。

【见习内容】

惊厥患儿的护理。

【见习方法】

临床见习。教师指导或讲解惊厥患儿病史收集的内容及要点；带领学生接触患儿，收集病史；学生应用护理程序的方法，以讨论的方式进行护理评估、诊断、列出护理措施；最后教师点评。

一、惊厥患儿病史收集的内容及要点

（一）健康史

了解患儿平常健康状况，既往有无惊厥史；访问母亲分娩时是否有异常，了解患儿出生史；有无癫痫家族史。

（二）身心状况

评估患儿惊厥的类型，询问有无突然意识丧失，头向后仰，面部及四肢肌肉呈强直性或阵挛性收缩，眼球固定、上翻或斜视，口吐白沫、牙关紧闭，面色青紫等惊厥典型表现；是否惊厥持续状态。如是高热惊厥，评估其是简单型还是复杂型。

评估患儿是否因疾病的不舒适、陌生的住院环境而哭闹、紧张、焦虑；家庭环境及经济情况；家长是否因缺乏该病相关知识，担心疾病的预后而产生不良情绪。

（三）辅助检查

查阅血、尿、便常规，血糖、血钙、脑脊液检查，以及脑电图、CT、MRI 和心电图等检查结果。

二、病　　例

病史：吴××，女，8 个月。因发热 1 天、抽搐一次来院急诊。抽搐时头后仰，面部及四肢肌肉呈强直性收缩，眼球固定，口吐白沫，牙关紧闭，面色青紫。到院时抽搐已停止。既往史无特殊。

护理体检：体温 39.5℃，心率 150 次/分，呼吸 30 次/分，体重 8kg。神志清楚，精神好，呼吸尚规则，无皮疹，骨骼未见畸形，四肢肌张力略低，双侧巴氏征阳性。急查血常规 WBC 10×10^9/L，N：0.4。

请做出护理评估并列出护理诊断、护理措施。

三、讨　　论

（一）护理评估

该患儿既往史无特殊；高热 1 天，抽搐一次，抽搐呈全身大发作状，抽搐停止后很快恢复意识、精神好，呼吸尚规则，四肢肌张力略低，双侧巴氏征阳性；根据患儿发热、惊厥表现，结合血常

规检查结果,不难诊断患儿为高热惊厥,可能与上呼吸道感染有关。

(二) 护理诊断/问题

1. 有窒息的危险 与惊厥发作有关。

2. 有受伤的危险 与抽搐、意识障碍有关。

3. 体温过高 与感染有关。

4. 潜在并发症 脑水肿。

5. 知识缺乏 家长缺乏惊厥的急救、护理知识。

(三) 护理措施

1. 预防窒息 惊厥发作时应就地抢救。使患儿平卧,头偏向一侧,解开衣领,松解衣服,清除口、鼻腔分泌物及呕吐物等,保持呼吸道通畅;必要时放置牙垫,防止舌咬伤;将舌轻轻向外牵拉,防止舌后坠引起窒息;按医嘱给予止惊药物,如地西泮、苯巴比妥等,观察并记录患儿用药后的反应。惊厥较重或时间较长者给予吸氧,根据年龄、病情调节氧流量。备好急救用品,如开口器、吸痰器、气管插管用具等。

2. 安全护理 勿强力按压或牵拉患儿肢体,以免骨折或脱臼;床边放置床栏并置棉垫,防止坠床及抽搐时碰到栏杆;移开可能伤害患儿的物品。

3. 高热的护理 应及时给予降温,可选择物理降温如使用冰敷、冰袋、冰帽等,必要时给予药物降温。鼓励多饮水,补充足够的营养和水分。

4. 密切观察病情 保持患儿安静,治疗及护理操作应尽量集中进行,避免刺激患儿。密切观察体温、血压、呼吸、脉搏、面色、意识及瞳孔变化、对光反射等重要生命体征,若出现脑水肿早期症状应及时按医嘱用脱水剂。

5. 健康教育 向家长详细交待患儿病情,解释惊厥的病因和诱因;告诉家长及时控制体温是预防惊厥的关键,教给家长在患儿发热时进行物理和药物降温的方法。演示惊厥发作时急救的方法,如按压人中,发作缓解时迅速将患儿送往医院。

【思考题】

(1) 惊厥患儿如何紧急处理?

(2) 对高热惊厥患儿的家长进行健康教育的内容?

第二节 急性颅内压增高

【见习要求】

通过临床见习,加深对本节理论知识的理解,熟悉小儿急性颅内压增高的临床表现,掌握其护理评估、护理诊断、护理措施。

【见习内容】

急性颅内压增高患儿的护理。

【见习方法】

临床见习。教师指导或讲解急性颅内压增高患儿病史收集的内容及要点;带领学生接触患儿,收集病史;学生应用护理程序的方法,以讨论的方式进行护理评估、诊断、列出护理措施;最后教师点评。

一、急性颅内压增高患儿病史收集的内容及要点

(一) 健康史

了解患儿患病史、既往史及喂养情况;了解母亲健康状况,是否有异常妊娠史,母亲分娩时

是否有异常；了解胎儿宫内情况、新生儿出生时的情况。

（二）身心状况

评估患儿有无头痛、呕吐，其程度和性质。询问其头痛是否早起时严重，当腹压增加或改变头位时头痛加重；新生儿是否有睁眼不睡和尖叫，婴幼儿是否有烦躁不安、尖叫或拍打头部等表现；有无喷射状呕吐。评估患儿有无意识障碍及颅内压升高的表现，有无出现双侧瞳孔大小不等、对光反射消失、昏迷加重、呼吸节律不整甚至骤停等脑疝表现。

评估患儿是否因疾病的不舒适、陌生的住院环境而哭闹、紧张、焦虑；家庭环境及经济情况；家长是否因缺乏该病相关知识，担心疾病的预后而产生不良情绪。

（三）辅助检查

查阅血、尿、便常规，以及凝血功能、脑脊液、CT、MRI、脑血管造影、B 超及眼底检查等辅助检查结果。

二、病　　例

病史：张××，女，出生 40 天。因腹泻伴发热 2 天，精神委靡、面色苍白 1 小时来院急诊。近 2 天出现腹泻，5~6 次/日，呈稀糊状，最近一次大便中带血，并伴低热 38℃。来院路上患儿呕吐 2 次，为奶样液体。乳母近 40 天没进食水果、蔬菜。

护理体检：体温 38.5℃，脉搏 120 次/分，呼吸 30 次/分。患儿面色苍白，意识模糊，刺激后哭声低弱；前囟隆起，无失水征，四肢肌张力较高，心肺无异常。

辅助检查：脑脊液化验示细胞数 230×10^9/L，白细胞 700×10^6/L，N：0.5，蛋白+++。

请做出护理评估并列出护理诊断、护理措施。

三、讨　　论

（一）护理评估

该患儿为母乳喂养，有腹泻、便血、呕吐、发热症状，刺激后哭声低弱，前囟隆起，四肢肌张力较高；结合脑脊液检查结果，不难判断出患儿的临床诊断为①颅内出血；②颅内高压。

（二）护理诊断/问题

1. 有窒息的危险　与呕吐、意识障碍有关。

2. 潜在并发症　脑疝、呼吸骤停。

3. 知识缺乏　与家长缺乏喂养及相关知识有关。

（三）护理措施

1. 避免颅内压增高　保持患儿绝对安静，避免躁动或搬动；头肩部抬高 25°~30°，利于颅内血液回流；疑有脑疝时以平卧为宜，但要保证气道通畅。各种诊疗尽可能集中进行，护理患儿时动作轻柔，不要猛力转动患儿头部、翻身和按压腹部。

2. 预防窒息　及时清理呼吸道分泌物及呕吐物，保持呼吸道通畅；根据病情选择不同方式供氧，以保证血氧分压维持在正常范围。备好呼吸器，必要时人工辅助通气。

3. 密切观察病情　监测血压、呼吸、脉搏、体温、瞳孔、肌张力及有无惊厥、意识状态改变等，记录出入液量。疑有脑疝时立即通知医生，并配合抢救，按医嘱要求及时应用脱水剂、利尿剂等以减轻脑水肿。注意观察药物的疗效及不良反应。

4. 用药护理 应用20%甘露醇溶液脱水时,注意按要求调整输液速度,并防药物漏出血管外。静脉使用镇静剂时速度宜慢,以免发生呼吸抑制。

5. 健康教育 向家长介绍患儿的病情及预后,解释保持安静及抬高头肩的重要性,安慰、鼓励他们树立信心;根据患儿年龄及喂养史,其颅内出血原因可能是维生素K缺乏,导致凝血功能异常,故应指导乳母合理饮食,患儿合理喂养,防止出血的再次发生。

【思考题】

(1) 如何判断患儿出现了脑疝?

(2) 患儿发生脑疝如何处理?

第三节 急性呼吸衰竭

【见习要求】

通过临床见习,加深对本节理论知识的理解,熟悉小儿急性呼吸衰竭的临床表现,掌握其护理评估、护理诊断、护理措施。

【见习内容】

急性呼吸衰竭患儿的护理。

【见习方法】

临床见习。教师指导或讲解急性呼吸衰竭患儿病史收集的内容及要点;带领学生接触患儿,收集病史;学生应用护理程序的方法,以讨论的方式进行护理评估、诊断、列出护理措施;最后教师点评。

一、急性呼吸衰竭患儿病史收集的内容及要点

(一) 健康史

快速询问病史,鉴别与呼吸衰竭有关的原发病情况。

(二) 身心状况

快速评估患儿通气状态,包括呼吸运动是否存在及强弱程度、呼吸频率、呼吸运动幅度、是否存在发绀及上呼吸道梗阻;是否有呼吸节律不齐,快慢深浅不匀和异常呼吸,如潮式呼吸、叹息样呼吸、双吸气及下颌式呼吸等中枢性呼吸衰竭表现;评估低氧血症、高碳酸血症程度,是否有心血管、神经、消化系统等重要脏器的功能异常及肾功能障碍。

评估患儿是否因疾病的不舒适、陌生的住院环境而哭闹、紧张、焦虑;家庭环境及经济情况;家长是否因缺乏该病相关知识、担心疾病的预后而产生不良情绪。

(三) 辅助检查

查阅各种实验室检查结果:血气分析测定PaO_2、$PaCO_2$、SaO_2、动脉血pH、SB、BE、BB,可判定呼吸衰竭的类型、程度及酸碱平衡紊乱的程度。

二、病　　例

病史:夏××,男,3岁。因全身强直性抽搐1小时就诊。母亲述其有抽搐史,曾呕吐药物。患儿18个月开始抽搐,近两天感冒,今日发热。

护理体检:体温39.8℃,心率128次/分,呼吸8次/分,体重14kg。四肢有节律抽动,眼睛上

翻,无反应。牙关紧闭,分泌物增多,呼吸音低弱,双侧对称但支气管呼吸音减低;呼吸不规则,口周发绀;由于肢体活动 SaO_2 测定不连续;血压由于肢体活动无法测量,外周搏动消失,中心搏动增强;意识:无反应,瞳孔扩大对称。予清理气道,气管插管、呼吸机辅助呼吸。

辅助检查:动脉血气分析 $PaO_2<6.25kPa$,$PaCO_2>6.75kPa$。

请做出护理评估并列出护理诊断、护理措施。

三、讨 论

(一)护理评估

该患儿既往有抽搐史,近日有感冒表现;现有发热、抽搐、呼吸音减低、呼吸不规则、呼吸次数减少、口周发绀、昏迷等情况;结合动脉血气分析结果,不难判断出患儿的临床诊断为急性呼吸衰竭。

(二)护理诊断/问题

1. 气体交换受损 与肺换气功能障碍有关。

2. 清理呼吸道无效 与呼吸道分泌物增多、排痰困难或呼吸功能受损有关。

3. 有感染的危险 与使用呼吸机有关。

4. 有皮肤完整性受损的危险 与抽搐及长期卧床有关。

5. 恐惧 与患儿病情危重、家长缺乏本病相关知识有关。

(三)护理措施

1. 合理给氧 提高血氧分压和氧饱和度,解除严重缺氧对机体的威胁。使用呼吸机维持呼吸,以维持 PaO_2 在 65~85mmHg(8.67~11.33kPa)为宜。如供给 60%氧仍不能改善发绀,可用 100%的纯氧,但应注意吸入的时间不宜超过 4~6 小时,以免氧中毒。

2. 保持呼吸道通畅 予定时翻身、排背,使痰液易于排出;给予吸痰,1 次/小时;痰稠不易吸出时,在湿化器中加入解痉、化痰、消炎等药物,3~4 次/日,每次 15 分钟;也可在吸痰前向气道滴入 3~5ml 生理盐水。上述方法无效时,可在纤维支气管镜直视下吸引或冲洗。吸痰前应充分给氧,动作应轻柔,负压不宜过大,吸痰时间不宜过长。

3. 加强呼吸机使用的管理,预防继发感染

(1)专人监护,经常检查各项参数是否符合要求,防止导管脱落、堵塞和可能发生气胸等情况;观察胸部起伏、面色和周围循环状况,若患儿有自主呼吸,应观察是否与呼吸机同步,否则应进行调整。掌握好撤机指征,根据病情逐步撤离呼吸机,同时帮助患儿进行呼吸肌功能锻炼。

(2)做好病室和地面的消毒,限制探视人数,勤洗手;定期清洁、更换气管内套管、呼吸管道和湿化器等物品;做好口腔和鼻腔的护理。

4. 用药护理 按医嘱正确使用呼吸兴奋剂、洋地黄类药、血管活性药、脱水药、利尿药等,密切观察药物的疗效及不良反应。

5. 病情观察 须连续 24 小时监测患儿呼吸频率和节律、心率和心律、血压、意识、瞳孔、肌张力、末梢循环、尿量及血气分析;观察患儿体温及血象的变化,咳嗽、咳痰的性质,发现感染征象及时处理。准确记录 24 小时出入量。

6. 合理营养 通过鼻饲法供给营养,选择高热量、高蛋白、富含维生素、易消化的饮食,必要时行静脉高营养。

7. 健康教育 给予家长同情和安慰,向家长介绍患儿的病情、治疗方法、护理措施及预后,解释为何需使用呼吸机,减轻家长的恐惧心理;病情缓解后针对原发病进行相应的健康指导。

【思考题】

(1) 急性呼吸衰竭患儿如何合理给氧?

(2) 急性呼吸衰竭患儿使用呼吸机时如何加强管理?

第四节 急性肾衰竭

【见习要求】

通过临床见习,加深对本节理论知识的理解,熟悉小儿急性肾衰竭的临床表现,掌握其护理评估、护理诊断、护理措施。

【见习内容】

急性肾衰竭患儿的护理。

【见习方法】

临床见习。教师指导或讲解急性肾衰竭患儿病史收集的内容及要点;带领学生接触患儿,收集病史;学生应用护理程序的方法,以讨论的方式进行护理评估、诊断、列出护理措施;最后教师点评。

一、急性肾衰竭患儿病史收集的内容及要点

(一) 健康史

了解患儿既往健康情况,有无慢性肾病史、发热病史,有无少尿、血尿史及外伤史等;发病前是否有体液丢失史,有无尿路梗阻情况,有无使用抗生素、解热镇痛药或接触化学制剂,有无服中草药史。

(二) 身心状况

评估患儿急性肾衰的类型和分期。根据尿量减少与否,急性肾衰竭可分为少尿型和非少尿型,前者多见。少尿型肾衰一般经过少尿期、多尿期和恢复期三个阶段。

1. 少尿期 尿量可急剧减少或逐渐加重,甚至无尿。少尿一般持续 10 天左右,持续 2 周以上或在病程中少尿与无尿间断出现者预后不良。此期主要表现为:水潴留,电解质紊乱,代谢性酸中毒,氮质血症,心力衰竭,肺水肿,高血压,易受感染。

2. 多尿期 尿量逐渐增多,一般 5~6 天后可达利尿高峰。多尿持续时间不等,一般为 1~2 周,部分患者可长达 1~2 个月。此期主要表现为:低钠血症及脱水,低钾血症,抵抗力低,易感染。

3. 恢复期 肾功能逐渐恢复,血尿素氮及肌酐逐渐恢复正常,尿毒症的症状逐渐消失。此期患儿多有消瘦、营养不良、贫血和免疫力低下等。

评估患儿是否因疾病的不舒适、陌生的住院环境而哭闹、紧张、焦虑,家长心理状态和焦虑程度;评估家庭环境及经济情况。

(三) 辅助检查

查阅各种实验室检查结果:①尿液检查有助于鉴别肾前性 ARF 和肾实质性 ARF;②血生化检查可监测电解质浓度变化及血肌酐和尿素氮;③肾影像学检查有助于了解肾脏的大小、形态,血管及输尿管、膀胱有无梗阻,也可了解肾血流量、肾小球和肾小管的功能,但使用造影剂可能加重肾损害,须慎用;④对原因不明的 ARF,肾活组织检查可帮助诊断和评估。

二、病 例

病史:叶××,男,9 岁。因眼睑浮肿 3 天、尿少、伴茶色尿入院。患儿 2 周前有发热、咽痛。

护理体检：体温 37℃，脉搏 100 次/分，呼吸 24 次/分，血压 128/90mmHg。双肺听诊无异常，心音有力；四肢非凹陷性水肿。

辅助检查：①尿常规：蛋白++，红细胞 40～50/HP，白细胞 8～10/HP；②血生化检查：尿素氮 14.6mmol/L，血肌酐 434.3μmol/L。

请做出护理评估并列出护理诊断、护理措施。

三、讨　　论

（一）护理评估

该患儿眼睑浮肿，尿少，伴茶色尿，四肢非凹陷性水肿，血压 128/90mmHg，有上呼吸道感染史。根据少尿、水肿、血压增高等表现，结合尿常规、肾功能检查结果，不难判断出患儿是急性肾炎合并急性肾衰竭。

（二）护理诊断/问题

1. 潜在并发症　心力衰竭、水电解质紊乱。

2. 营养失调，低于机体需要量　与摄入不足及丢失过多有关。

3. 体液过多　与肾功能损害、水钠潴留有关。

4. 有感染的危险　与免疫力低下有关。

5. 恐惧　与本病预后不良有关。

（三）护理措施

1. 密切观察病情　注意体温、呼吸、脉搏、心率、血压等变化；及时发现心力衰竭、心律失常、感染、水及电解质紊乱等并发症先兆表现，协助医生处理。

2. 营养供给与休息　少尿期应限制水、盐、钾、磷和蛋白质的摄入量，供给足够的热量，以减少组织蛋白的分解；不能进食时从静脉中补充营养。保证患儿卧床休息，休息时间视病情而定，一般少尿期、多尿期均应卧床休息，恢复期逐渐增加活动。

3. 严格控制液体入量　准确记录 24 小时出入量，每日定时测体重以判断水肿程度，根据病情控制液体的入量。

4. 预防感染　勿与感染患儿同室收治，做好病室清洁和空气消毒；严格执行无菌操作；加强皮肤和口腔护理，保持皮肤清洁干燥；鼓励患儿做有效咳嗽，定时翻身、拍背，预防坠积性肺炎；注意保暖，防止受凉感冒等发生。

5. 心理护理　鼓励家长陪伴患儿，并说出自己感受；讲解疾病相关知识及治疗进展，让其及时了解病情变化；提供心理支持，使其积极配合治疗。

6. 健康教育　讲解准确记录 24 小时出入量对病情观察及疗效判断的重要性，指导并积极采取预防感染措施；告之家长及患儿实行早期透析的目的及重要性，以取得他们的理解与支持。指导家长对本病并发症的观察、出院正确用药，定期随访。

【思考题】

（1）急性肾衰竭少尿期如何保证患儿营养的供给？

（2）急性肾衰竭患儿病情观察要点有哪些？

（吴学东）

参考文献

崔焱. 2006. 儿科护理学. 第3版. 北京:人民卫生出版社
胡嫦. 2004. 儿科护理学. 北京:中国医药科技出版社
焦卫红,裘晓霞. 2010. 儿科护理教学查房. 北京:人民军医出版社
刘丽森. 2008. 小儿惊厥的急救与护理. 吉林医学,20(29):1740
马沛然,韩秀珍,汪翼. 2003. 儿科典型病例精编. 济南:山东科学技术出版社
宋金霞,于兰贞. 2004. 新编护理技术操作标准与流程. 北京:军事医学科学出版社
田芸芳. 2007. 儿科护理学. 北京:科学出版社
韦君. 2004. 儿童1型糖尿病的护理. 现代医药卫生,20(11):1041
杨锡强,易著文. 2006. 儿科学. 第6版. 北京:人民卫生出版社
叶天惠,胡春华. 2004. 儿科护理学应试指南. 武汉:华中科技大学出版社
张国成. 2003. 儿科护理. 北京:人民卫生出版社

附录　GESELL 量表

编号________

姓名________________________

性别________________________

出生日期______年______月______日

出生体重____________________kg

是否早产，早产周数______________

疾病________________________

____

____

筛查方法及结果________________

____

联系人______________________

通讯地址____________________

____

电话________________________

检查日期（年、月、日）		
实足年龄		
动作能	DA/DQ	
	评　价	
应物能	DA/DQ	
	评　价	
言语能	DA/DQ	
	评　价	
应人能	DA/DQ	
	评　价	
初步诊断		
处理意见		
检查者姓名		

婴幼儿发育检查表

姓名　　　　年龄　　　　生日　　　　检查日期　　　　编号

	4周阶段		8周阶段
动作能	仰卧：头全侧向一边（*12周） 仰卧：弯弓反射（两侧不对称是主要表现）（*16周） 仰卧：稍向侧滚（*8周） 拉臂坐起：头部完全或极度向后垂（*8周） 坐：头牢向前倾（*8周） 伏卧：悬空托起胸部时头向下垂（*8周） 伏卧：放下时头向侧转（*8周） 伏卧：举头Ⅰ°时间极短 伏卧：爬动模样（*8周）	（粗动作）	坐：举头摇动不定（*16周） 伏卧：悬空提起胸部时，试举头取得平衡 伏卧：面向中央 伏卧：举头Ⅱ°重复数次（*12周）
	伏卧：两手握拳（*12周） 摇荡鼓：触他拳时，拳握得更紧（*8周）	（细动作）	
应物能	环、摇荡鼓：触到它视线会看到它（*8周） 悬环：视线跟随到中央 摇荡鼓：立刻丢下（*8周） 摇铃：注意到，动作减少（*24周）		悬环：环在中央线，过些时候会注意到（*12周） 悬环：注意到检查者的手 悬环：视线跟随悬环移动越过中央线 摇荡鼓：放入掌中能短暂地留握 摇铃：看得出脸上有反应（*24周）
言语能	表情：面上无表情（*8周） 表情：好像无反应，但有时间接地表示反应（*8周） 发音：喉头做微声（*8周）		表情：微笑（对人反应） 表情：灵敏模样 表情：会直接注意到人物面是肯定的 发音：单ah字母音ah、ch、uh（*56周）
应人能	社交：注意检查者的脸，动作减少（*8周） 仰卧：无目的地空望着（*8周） 哺喂：夜间要哺喂两次（*8周）		社交：对人脸上起反应 社交：跟随着走动的人 仰卧：注意到检查者 哺喂：夜间只哺喂一次（*28周）

续表

12 周阶段	16 周阶段	20 周阶段
	动作能（粗动作）	
仰卧：头总是半侧向一边（弯弓反射）（* 16 周） 仰卧：头向中央，两侧姿势对称 坐：头身前倾，头摇动不稳（* 16 周） 立：自己支持体重，极微极暂 立：举起一足（* 24 周） 伏卧：举起Ⅱ°能稳定 伏卧：前臂撑起（* 20 周） 伏卧：腰部低下两膝屈曲（* 40 周）	仰卧：头总是对着中央 仰卧：两侧姿势对称 仰卧：手握着手（* 24 周） 坐：头身前倾，头部稳定（* 20 周） 伏卧：举头Ⅱ°稳定 伏卧：两膝伸直或稍弯曲（* 40 周） 伏卧：几乎能翻身（* 20 周）	拉坐：头不再向后垂 坐：头直稳定 伏卧：两臂伸直
	（细动作）	
仰卧：两手放松或轻握拳 摇荡鼓：主动握着 杯：能接触杯	悬环：留握 仰卧：玩弄着手指，能抓，能抓牢（* 24 周）	伏卧或对着台面，抓台面或垫面（* 28 周） 方木：指端掌根握
	应物能	
悬环：呈在中央立刻注意到 悬环：移动悬环两眼跟随 180° 摇荡鼓：握在手中，能恍眼看过 方木、杯：注意到，为时不长	悬环、摇荡鼓：能立刻注意到 悬环、摇荡鼓、方木、杯：两臂活动起来（* 24 周） 悬环、摇荡鼓：握着、望着 悬环：送向口去 悬环：一手握环送向口去，他手向中央动作起来（* 28 周） 桌面：凝视着桌面或两手 方木、杯：两眼视线从手移到物件（* 20 周） 小丸：能注意到	摇荡鼓、铃：两手试获取（28 周） 摇荡鼓、悬环：放得近时会用手取起来（* 24 周） 摇荡鼓：手中失掉了摇荡鼓两眼会追随 方木：手握一块，注意到第二块 方木堆：手接触到方木时，会握住一块（* 24 周）
	言语能	
发音：咕咕（* 36 周） 发音：咯咯而笑 社交：逗引时有反应	表情：会兴奋起来呼吸加深、屏气（* 32 周） 发音：大声笑	发音：尖声叫（* 36 周）

续表

24 周阶段	28 周阶段	32 周阶段
	应人能	
社交:逗引时有反应 仰卧:总望着检查者 玩耍:注意到自己的手(* 24 周) 玩耍:拉自己的衣服(* 24 周)	社交:自动微笑迎人 声音:拉臂坐起时,会发音或微笑(* 24 周) 哺喂:见食物会懂得 玩耍:扶着他坐可达 10～15 分钟之久(* 40 周) 玩耍:两手合起来,玩弄着手指(* 24 周) 玩耍:把衣服拉到脸上来(* 24 周)	声音:望着镜中影儿微笑 哺喂:拍着奶瓶(* 36 周)
	动作能	
	(粗动作)	
仰卧:两腿伸直高举 仰卧:翻身伏卧 拉坐:检查者拉时稍用力就能拉起,举头稳(* 40 周) 坐椅:躯干竖直(* 36 周)	仰卧:自己举起头来(* 40 周) 坐:时间很短向前倾,用两手撑住(* 32 周) 坐:竖直片刻 立:能撑住大部分体重(* 36 周) 立:自动跳跃(* 32 周)	坐:一分钟竖直但不稳定(* 36 周) 立:扶着两手站立,时间极短(* 36 周) 伏卧:把腹部作中心,整个躯干向左右旋转(* 40 周)
	(细动作)	
方木:全掌握(* 36 周) 摇荡鼓:留握不落地	方木:桡掌握(* 36 周) 小丸:全掌握,接触到小丸(* 32 周)	小丸:桡掌捋(* 36 周) 小丸:平剪摘未成
	应物能	
悬环、摇荡鼓、方木铃:伸手抓取并握住 摇荡鼓:用手指摘起,摇荡鼓落掉会追逐取起 方木:立刻会注意第三块 方木、铃:送向口去(* 18 周) 方木:方木落掉会再取起 方木堆:先取一块,伸手试取另一块	摇荡鼓、铃:一手抓取并握住 方木堆:握住一块再夺取另一块 方木:握住二块时间不长 铃:向着桌面敲击(* 40 周) 摇荡鼓:肯定地摇 悬环、方木:从一手递交他手 铃:敏捷地从一手递交他手 铃:留握不落地	方木:握住第二块 方木:在呈出第三块时他握住第二块未放 方木:握住二块方木持续较久 杯、方木:手里握着方木两眼注意到杯 环与线:取得环儿

续表

	言语能	
摇铃:转头向着铃 发音:哼咆哮(* 36 周) 发音:对着人和玩具自然发出声音	发音:m—m—m(哭时)(* 40 周) 发音:同时发出几个母音(* 36 周)	发音:单个音节如 da、ba、ka
	应人能	
社交:能辨别出陌生人 玩要:握住自已足(仰卧时)(* 36 周) 玩要:撑着坐能达 30 分之久(* 40 周) 对镜:微笑和发音	哺喂:吃干食无困难 玩要:伸足趾入口(仰卧时)(* 36 周) 对镜:伸手试击自己影儿 环与线:厌烦或放弃(* 32 周)	玩要:把玩具咬嚼(* 18 个月) 玩要:能持续地追逐远处玩具(* 40 周) 环与线:能持续地追逐着
36 周阶段	40 周阶段	44 周阶段
	动作能　　(粗运动)	
坐:10 分钟以上稳坐 坐:向前倾复坐直 立:拉住栏杆站立着,无需人家扶住他(* 40 周)	坐:长时间稳坐 坐:向前倾时会用两臂撑住 立:坐着会扶住栏杆自己单独站起来 伏卧:爬行(* 15 个月)	立:(栏杆旁)会把足提起来放下(* 48 周)
	(细动作)	
方木:桡指握(* 40 周) 小丸:平剪摘	方木:很草率地放开(* 15 个月) 小丸:立刻摘起 小丸:平指摘(* 48 周) 环与线:会不费力地拉住线	铃:执柄端取铃
	应物能	
方木:握住第三块方木(* 40 周) 方木:用方木击或推另一方木(* 15 个月) 杯、方木堆:用方木推着杯(* 44 周) 小丸和瓶:先接近瓶(* 40 周) 环与线:玩弄线	方木:握住二块并玩着(* 15 个月) 杯、方木:会伸手触到杯中方木 小丸:单用食指接触小丸 瓶内小丸:把小丸从瓶中倒出时,他会注意到小丸 小丸和瓶:先接触小丸 小丸和瓶:握住小丸 铃:执柄取铃 铃:自动地摇起来	杯、方木:把杯内方木取出 杯、方木:(EX 先表演)会把方木移进杯中,但不会放手,把方木放下来(* 52 周) 瓶中小丸:会隔着玻璃指着小丸(* 18 个月) 铃:会注意到铃铛和用手指玩弄铃铛 环与线:先接触线条

续表

	音语能	
发音:“da-da”或类似声音 发音:试模仿听到的声音 理解:叫他名字或说“不要这样,不要这样”会应着你	发音:da、da、ma、ma 发音:一个字 理解:再会和拍手	
	应人能	
哺喂:自己握着奶瓶(*15个月) 哺喂:会自己喂饼干吃	社交:招手作再会和拍手	社交:伸臂把玩具向着人,但不把玩具放下来(*52周) 哺喂:会用杯饮水(并不熟练)(*15个月) 对镜:试获取镜中球影(*52周)
48周阶段	52周阶段	56周阶段
	动作能 (粗运动)	
坐:左右转动自若 立:扶住栏杆行步(*52周) 行步:要握住二手才会行步(*52周)	行步:只需握住他一手(*15个月)	立:独立片刻
	(细动作)	
小丸:垂指摘		方木:一手能同时握二块
	应物能	
方木:连续玩耍(*36个月) 小丸和瓶:只获取小丸(*56周) 式样板:很自然地取出圆木块	方木:(EX先表演)试叠搭未成(*15个月) 杯、方木:(EX先表演)把一块方木放进杯中(*56周) 小丸和瓶:试把小丸投进瓶内,放开手指,未能投进瓶去(*15个月) 环与线:执着线把环悬起 式样板:有意识地注视着圆孔	杯、方木:(无需表演)把方木放进杯内 绘画:强有力地模仿着乱涂 式样板:(先由检查者表演)把圆木块放进圆孔内(*15个月)
	言语能	
	发音:两个字(除掉ma、ma、da、da外) 理解:试“给”人玩具(检查者口说及示意)	发音:3～4个字 发音:开始学语(*15个月) 理解:懂得几样日用品名字
	应人能	
玩耍:把玩具置在栏杆上(*15个月) 玩耍:桌面上玩(*52周)	对镜:把皮球击着镜面 穿衣:穿衣服时懂得你和凑着你	皮球:松手皮球轻轻投向检查者(*18个月)

续表

15 个月阶段	18 个月阶段	21 个月阶段
	动作能（粗动作）	
行步:会走数步,会自己开步停步 行步:倦了会跌下(*18 个月) 行步:不再爬行 登楼:爬上(*18 个月) 方木堆:叠起二块 小丸:(无需检查者表演)放进瓶中	行步:很少跌下 行步:快,但跑步不熟练(*24 个月) 登楼:步行上楼,但须牵着他一手(*21 个月) 小椅:自己坐下 成人椅:爬上去(*…) 皮球:抛(*48 个月) 大皮球:行步撞着它(*21 个月)	行步:游戏时会蹲下(*…) 登楼:下楼时步行,但仍需扶着一手(*24 个月) 登楼:步行上楼,扶住栏杆(*24 个月) 大皮球:(EX 先表演)踢球(*24 个月)
	（细动作）	
方木堆:叠起二块 小丸:(无需检查者表演)放进瓶中 书:翻页时会协助检查者	方木堆:叠起 3～4 块 书:翻书时 2～3 页一翻(*24 个月)	方木堆:叠起 5～6 块
	应物能	
方木堆:叠起二块 杯、方木:把 6 块放进杯内和取出 绘画:开始学划(*18 个月) 式样板:(无需检查者表演)把圆木块放入圆孔 式样板:立刻会把式样板上的圆木块配准圆孔	方木堆:叠起 3～4 块 杯、方木:把 10 块放进杯内 小丸和瓶:能遵嘱倒出来 绘画:自然地乱涂(*36 个月) 绘画:模仿划线(*24 个月) 式样板:把 3 木块叠起(*24 个月)	方木堆:叠起 5～6 块 方木堆:模仿着堆火车(*24 个月) 式样板:放置 2～3 木块 测验箱:把方木块角插进(*24 个月)
	言语能	
发音:4～6 字(包括自己姓名) 发音:学语(*24 个月) 书:拍着画册(*18 个月)	书:会挑选着看 发音:10 个字(包括姓名) 画片:会把画中物件指出一样或说出一样 测验物件:会说出球 皮球:懂得 2 个投向	发音:20 个字 讲话:自然地把 2～3 个字连接起来(*24 个月) 球:懂得三个投向

续表

21个月阶段	24个月阶段	30个月阶段
	应人能	
哺喂:放弃奶瓶 哺喂:不许人家夺他手中的盘儿 大小便控制:未能完善(*24个月) 大小便控制:尿布湿时会示意(*18个月) 语:说“fa、fa”或类似音 语:对自己所要的物件会指出和发音(*21个月) 玩弄:把玩具示人或授人(*21个月) 玩弄:会把物件抛开 大小便控制:能控制大便	哺喂:会授出空盆(*…) 哺喂:会自己哺喂,有狼藉(*36个月) 大小便控制:白天能控制(*24个月) 玩弄:拉着玩具走(*30个月) 玩弄:怀抱着娃娃(*24个月)	哺喂:熟练用杯 交往:开口要吃,大小便,饮水 交往:你对他讲话时,他会把你话中最后至少两字重复说出(*24个月) 交往:会拉你去看东西(*24个月)
	动作能	
	(粗动作)	
行步:游戏时蹲下(*…) 登楼:扶着他手,步行下(*24个月) 登楼:扶着栏杆步行上(*24个月) 大皮球:(EX先表演)踢球(*24个月)	行步:跑得很好不会跌下 登楼:能独自上下 大皮球:(无需检查者表演)踢球	行步:(检查者表演)足尖行 跳:双足跳 立:能试独足立
	(细动作)	
方木堆:叠起5~6块	方木堆:叠起6~7块 书:会逐页翻开	方木堆:叠起8块 绘画:用手指执蜡笔
	应物能	
方木堆:叠起5~6块 方木堆:模仿堆火车(*24个月) 式样板:放置2~3木块 测验箱:能把方木块角插进(*24个月)	方木堆:叠起6~7块 方木堆:排列两块以上方木成火车形(*36个月) 绘画:模仿划1 绘画:模仿画圆 式样板:会把个别木块单独放在式样板上(*30个月) 式样板:旋转后试4次成功(*30个月) 测验箱:把方木块插进	方木堆:叠起8块 方木堆:在火车上加上烟囱 绘画:能划二画以上成十字形(*36个月) 绘画:模仿竖线和横线 颜色板:放准一个 式样板:呈给他木块先后三块会放进孔内 式样板:屡试想放正,结果成功(*36个月) 数字:重说两个数字,试了三次一次成功

续表

	言语能	
发音:20 个字 言语:自然地把 2～3 字连贯起来 (＊24 个月) 皮球:懂得三个投向	言语:能连贯说出三个字 言语:能用你我他等词 画片:能说出画片上三个以上物件 画片:能懂得五个以上物件 测验物件:能说出二种 皮球:懂得四个投向	姓名:说出姓名 画片:说出五样 画片:懂得七样 测验物件:说出用途
	应人能	
哺喂:熟练用杯 语:开口要吃,大小便,饮水 语:你对他讲话时,他会把你言语中最后至少两个字重复说出(＊24 个月) 语:会拉你去看东西(＊24 个月)	哺喂:执匙稳 大小便控制:夜间无遗尿,抱起小便(＊36 个月) 大小便控制:白天会说出要大小便(＊42 个月) 穿衣:穿袜,带手套或带帽会自己拉着 语:见什么说什么(＊…) 语:提到自己称呼自己名字(＊30 个月) 语:要了一样东西会要另一样 游戏:会把满盛方木的杯授给人 游戏:学着成人做事 游戏:单管自己玩着	语:称呼自己用我 游戏:推动玩具很稳,转弯很灵 游戏:会帮忙安放好东西 游戏:拿着玻璃东西知道当心
30 个月阶段	36 个月阶段	42 个月阶段
	动作能　(粗动作)	
行步:(检查者表演)足尖行 跳:双足跳 立:能试独足立 绘画:用手指执蜡笔	登楼:左右足交替跨级登楼 跳:从楼梯末级跳下 骑车:能踏三轮脚踏车 立:独足立:能平衡片刻	立:独足立 2 秒钟 绘画:照样本描图形

续表

	应物能	
方木堆:叠起 8 块 方木堆:在火车上加上烟囱 绘画:能划二画以上成十字形（*36 个月） 绘画:模仿横划、竖划 颜色板:放准一个 式样板:呈给他木块先后三块会放进孔内 式样板:屡试想放准,结果失败（*36 个月） 数字:重说两个字,试了三次一次成功	小丸和瓶:30 秒放进 10 粒 方木块:叠起 9 块(三试能叠 10 块) 方木堆:试叠桥(*42 个月) 绘画:能把自己画的东西说出名来 绘画:临摹画圆圈 绘画:试模仿画十字形(*48 个月) 颜色板:放准三块 式样板:配得准,(旋转后)无误或错误后自己立即纠正 数字:重复三个数字(试三次一次成功) 绘画:能说出不完整人像 几何图形:指准 4 个	方木堆:会看着搭好的桥照样搭出 数字:重复三个数字(三试二成) 拣轻重:挑出重方木(三试二成) 几何图形:指出 6 个
	言语能	
姓名:说出姓名 画片:说出五样 画片:懂得七样 测验物件:说出用途	书:能了解图中人物动作的意义 画片:说出 8 样 性别:能说出性别 理解:能回答问题 前置词:能照你叮嘱做二种球和椅子	画片:能说出画片上所有东西 理解:能回答两个问题 前置词:能照你叮嘱做三种球和椅子
	应人能	
语:称呼自己用我 语:言语和动作会重复(*36 个月) 游戏:推动玩具很稳,转弯很灵 游戏:会帮忙安放好东西 游戏:拿着玻璃东西知道当心	哺喂:自己哺喂,极少泼出 哺喂:会倒水瓶 穿衣:自己穿鞋 穿衣:自己能解手接触到的纽扣 语:懂得前后有序 语:懂得些儿歌	穿衣:能洗手和脸,用毛巾擦干 游戏:集体游戏不再单独游戏(*48 个月)